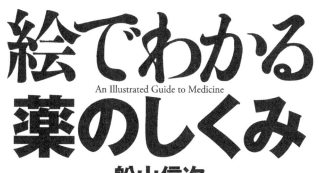

絵でわかる

An Illustrated Guide to Medicine

薬のしくみ

船山信次 著

Shinji Funayama

講談社

ブックデザイン　安田あたる
カバー・本文イラスト　ジョッチャ

　薬とは、ヒトの身体に用いることによって、病気を治したり、症状を和らげたりするものです。また、薬の中には、診断や予防のために用いられるものもあります。

　これらの薬の本質とは何なのでしょう。上記のように、薬とは主に私たちが病に陥ったときや怪我をしたときに私たちの身体に適用して、もとの健康な状態を取り戻すためなどに使われますが、薬には実に多くのものがあります。そして、これらの薬について科学的にまた総合的に学ぶのが薬学という学問です。

　それでは、薬を科学的に学ぶとはどういうことでしょうか。まず、薬とは何かという、物質面から薬を学ぶ必要があります。一部には無機化合物もありますが、薬として使われるものとして圧倒的に多いのは有機化合物です。そこで有機化合物について学ぶ必要があります。それが学問の名前としては有機化学です。一方、薬として古くから使用されてきたものには動植物や微生物成分が多いです。特に近年は微生物由来の成分である抗生物質を医薬品として応用することが多くなりました。このような動植物や微生物を医薬品として使用する際には、これらの生物が生産する有機化合物を応用することになります。そのため、これらの生物が生産する有機化合物とその原料について知る必要があります。それが、天然物化学や生薬学と称される学問です。よって、天然物化学は有機化学の一分野ということになりますが、むしろ、有機化学は天然に産する有機化合物の研究から発展した学問であることから、天然物化学は有機化学の母といっても良いものです。

　ところが、これらの有機化合物を物質として学んだだけでは薬の科学として十分ではありません。医薬品は私たちの身体に何らかのはたらきかけをしてこそ医薬品なのです。そこで、各化合物がいかに生体に作用するのかというしくみを知る必要があります。それが薬学領域における薬理学です。これに対して、医学領域における薬理学では主に薬物を投与した際の生体の変化のほうに注目します。そのため、薬学領域における薬理学のほうは薬力学や薬品作用学などと呼ぶこともありました。この本は種々の薬（化合物）がどのようにして私た

ちの身体に作用するのかというしくみについて図（絵）を駆使しながら説明していくことを目的としています。

　説明の中にはわざわざ少し回り道をしながら説明しているところもあります。それは、直接的にある医薬品の作用を述べるよりも、その周辺事情を知っていただいてから作用のしくみを理解するほうが結局は納得がいくと思ったからです。まさに「急がば回れ」の考え方です。また、「無用の用」といってもよろしいかと思います。

　一方、各説明においては、多くの新しい医薬品の名前を列挙するようなことは避けています。そのかわり、ある系統の作用を示す基本的・代表的な医薬品を例にとり、その薬の作用のしくみを丁寧に説明することに力をそそぎました。

　また、薬学・薬剤師が必要とする「薬理学」と、医学・医師および他の医療系学問・専門職が必要とする「薬理学」には大きな違いがあると思います。この本は主に前者の方々の目的に沿うように書きました。よって、この本では説明に多くの絵や写真を駆使しているほか、このごろの普通の薬理学の教科書ではあまり出さなくなった各化合物の化学構造式を出来る限り提供しています。その意味では少し毛色の変わった薬理学の本といえるかもしれません。これらの化学構造式は薬剤師や薬学を学んでいる方々には馴染みのあるものですが、薬学以外の専門の方々には少々敷居が高いところがあるかもしれません。ただ、両方を同時に満足させることが出来ないために、これらの学問や専門家も分かれているわけですから、それも致し方ないと思っています。ただ、他の専門家の方々にとっては薬学の専門家たちはどのような立ち位置にいるのかを知る「よすが」とするのに適当な本であることも確かであると思います。

　読者の皆さんにはどうか、多くの先人たちが大変な努力を積み重ねながら、ひとつひとつ見いだしてきた「人類の宝」ともいうべき様々な医薬品がどんなしくみで薬としての作用をするのかを楽しみながら理解していってほしいと思います。

2019 年（令和元年）

著者識

絵でわかる薬のしくみ　目次

序章 毒から見た薬・薬から見た毒

　薬や毒の誕生は人類の誕生と時を同じくするといって良いと思います。薬や毒が人類の文化の一部となっていることは間違いなく、薬や毒の使用が人類が人類となった証<ruby>証<rt>あかし</rt></ruby>といえるかもしれません。たとえば、自分で毒をもたない人類が自然界にある毒を利用して狩猟をするなどということは極めて高等なわざであるといえましょう。

0.1 薬毒同源

　一般に薬や毒といわれるものは、主にヒトの生命活動に対して、何らかの影響を及ぼす化学物質です。こういう化合物を生物活性物質と呼ぶことがありますが、私たちは、その中で、好ましい方向への影響を及ぼすもの（場合）を薬と称し、好ましくない方向への影響を及ぼすもの（場合）を毒と称しているにすぎません。むしろ、この世の中の生物活性を有する化合物をすべて「毒」とみなし、その毒の使い方や使用量を加減して、人類に良い意味で役に立つようにした場合の呼び方が「薬」であると考えたほうが正しいかもしれません。このような毒と薬の関係を著者は「薬毒同源」と提唱してきました。なお、やはり薬や毒の原点に戻りますと、「薬食同源」といわれるように、食品と健康の関係も今後も特によく調べていく必要があると思われます。

　ひとまず「毒」を、『広辞苑』にある通り、「生命または健康を害するもの」と理解しておくと、人類は毒と様々な形で関わってきたといえましょう。また、毒を死刑や自殺の目的で用いた例はあまたあり、暗殺に毒が使われた例も多いです。現代でも、毒薬による合法的な死刑執行が行なわれ

ている国があり、化学兵器を保有する国もあります。

　その一方で、人類は毒の実利的有効利用法も見いだしてきました。たとえば、狩猟に矢毒や魚毒を巧みに用いる民族があるし、殺虫剤や除草剤、さらには化学合成物質や抗生物質という毒を医療に巧妙に利用する化学療法を開発してきたのです。したがって、この薬毒同源という考え方は大変に重要です。

　この本では、このようにしてひとつひとつ見いだされてきた人類の宝ともいうべき医薬品について、絵や図を駆使することによってその効果のあらわれ方を説明していこうと思います。

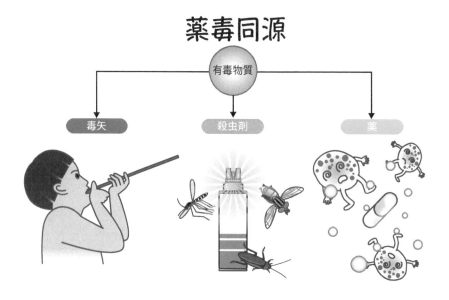

0.2　人類と薬と毒の関係小史

　私たちはちょっと怪我をしたときや、虫に刺されたとき、おなかの調子の悪いとき、そして、頭の痛いときなどに、買い置きの薬を使います。このことによって、私たちはたいていの場合、化膿を避けたり、かゆみや不快な感じから解放されたりすることが出来るわけです。しかし、人間の歴史から見たら、このような生活が送れるようになったのはごく最近のこと

といえましょう。ここではこのことを知っていただくために、人類と薬や毒との関係を歴史的に眺めてみましょう。なお、ここでの古代〜現代の分け方は日本史に従います。

0.2.1　古代

　最初の生物（微生物）があらわれたのは約40億年前のことでした。そして、被子植物が地球上にあらわれたのが約1億5千年前のことです。これに対し、人類があらわれたのは古く見積もってもたったの600 〜 700万年前とされます。おそらく、今知られているほとんどの毒草や薬草は人類がこの世にあらわれるずっと前から存在していたことになりましょう。そして、人類が定住生活をしはじめたのはわずかに数万年前、文字などの記録する手段を発明してからはさらに日が浅いのです。古代は薬や毒の実態がまだわかってなかった時代ということになります。また、今でいう医療と宗教の分離もよく出来ておらず、この時代にはまだ薬には呪術的な側面も強かったのではないかと推測されます。

ソクラテスとドクニンジン

　若者によからぬ思想を焚き付けたということで、今でいう政治犯のような立場で死刑となったソクラテス。死刑執行はドクニンジンで行なわれましたが、当時は死刑囚が自分で死に方を選んで自殺しなければなりませんでした。ドクニンジンエキスを飲んで徐々に死に至る様子が、見守っていた弟子のプラトンによって『パイドン』という本に記録されています。

クレオパトラと死刑囚

　話を古代エジプトに移します。といっても、古代エジプトの長い歴史からすれば、新しい時代のことです。プトレマイオス12世の王女として生まれたかの有名なクレオパトラ7世（69 〜 30 B.C.）は、美しかったばかりではありませんでした。彼女は教養に富み、毒にも深い関心をもっていたのです。そして、種々の毒の効果を囚人で試していたといいます（**図0.1**）。そのクレオパトラはオクタヴィアヌスに敗れて追いつめられ、毒ヘビに自らを咬ませて最期を迎えたとされています。

薬師三尊像と薬師寺

　奈良の薬師寺金堂に安置されている薬師如来は病となった衆生を救う仏です。脇侍（わきじ）が日光菩薩と月光菩薩であるのは衆生を昼も夜も守るという

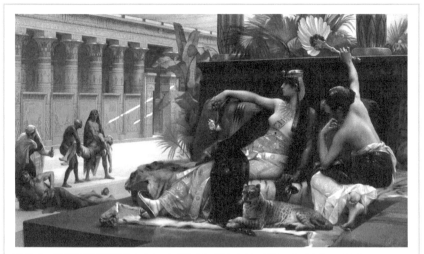

図 0.1　死刑囚に毒を試すクレオパトラ（アレクサンドル・カバネル、1887）

意味があるといいます。この仏像の前には、間違いなく聖武天皇（701 〜 756）や光明皇后（701 〜 760）、鑑真（688 〜 763）もたたずんだことでしょう。薬師如来の存在は信仰と医療が強く結びついていたことを示します。その台座には、アラビアの人たちでしょうか、あるいはインドの人たちでしょうか。とうてい日本人とは思われない人々の様々な姿が浮かんでおり、ここ日本がシルクロードの終点であったことを強く思わせます。

鑑真と正倉院、種々薬帳

　756 年、聖武天皇の七七忌に際し、光明皇太后によって聖武天皇遺愛の品々が奈良の大仏に奉納されるという形で奈良東大寺の正倉院に収蔵されることになりました。その中にはリストアップされた 60 種の生薬もあって、これらは正倉院薬物と呼ばれています。そして、その名称と奉納量をまとめたリストを一般に「種々薬帳」といいます。

　この種々薬帳に記載されている 60 種の生薬のうち 38 種は現存しており、これらはおそらく、地上の倉に意図的に保存された世界最古の医薬品の例といえましょう。また、この中にはおそらく遣唐使とともに 754 年に奈良の都に至った鑑真らのもたらした薬も多くあるに違いありません。

養老律令に四毒

　718 年に成立した「養老律令」には 4 つの毒のことが書いてあり、これら

で人を殺めた者は絞殺に処すとされています。4つの毒とは、附子、烏頭、冶葛、そして鴆です。このうち、附子と烏頭はトリカブトの塊根です。そして、冶葛は上述の種々薬帳にも記載されている生薬ですが、その正体がわかったのは21世紀間近の1990年代末になってからのことであり、その基原は東南アジア原産の有毒植物でした。一方、鴆とは鳥の毒とされています。毒のある鳥なんているはずないと思われていましたが、やはり1990年代になってニューギニアに毒のある鳥が存在することがわかりました。いずれも、最新の分析技術があればこそ明らかになったことです。ただし、鴆が毒鳥の毒であったという点について、この本の著者は懐疑的です。著者は鴆とはおそらく今でいう亜砒酸ではなかったかと考えています。

0.2.2 中世

　中世というと世界史的には暗黒時代とか魔女の時代といわれています。あるいは錬金術がはやった時代といえるかもしれません。この時代はヨーロッパでは大航海時代と呼ばれる時期を含んでいて、わが国民間にも海外のものがだんだんと入るようになりました。栄西が茶を大陸から持ち帰ったのは中世のはじめのほうですが、一方、麻薬ゲシやタバコがヨーロッパ人によってわが国にもたらされたのも中世の終わり頃です。コーヒーや紅茶、ココアがヨーロッパ世界に伝わるのもこの時代であり、やがてこれらの飲料もヨーロッパからわが国にもたらされました。

アトロピンが得られるナス科植物

　マンドラゴラとはナス科の植物で、その全草からアトロピンなどが得られます。また、やはりナス科のチョウセンアサガオの類や、ベラドンナ、わが国に自生するハシリドコロからも同じアルカロイドが得られます。アトロピンは少量では瞳孔を拡大させる作用があるためにかつて眼底検査をする際などに応用されました。また、サリンのような有機リン中毒の解毒薬でもあります。さらに大量では大脳に興奮作用を引き起こすために興奮して走り回るなどの中毒症状をきたします。わが国に自生するアトロピンが得られる有毒植物にハシリドコロという名前が付けられたのはこのためです。

0.2.3 近世

　近世は少し、科学の芽が出てきた時期であり、近世の終わりに近い 18 世紀半ば頃には科学者（サイエンティスト）という言葉もつくられました。すなわち、科学を生業にする人もあらわれたということになります。そして、近世とは、わが国では、ほぼ江戸時代全般に該当します。近世の初期にはわが国に『本草綱目』が伝わり、江戸の中頃には平賀源内（1728 〜 1779）のように、治療という観点よりも殖産興業の面から薬草に興味を抱くようになった人物もあらわれました。平賀源内は、製糖法などについても書物に残しています。また、幕末には世界初の全身麻酔による手術を行なった華岡青洲（1760 〜 1835）もあらわれました。

『本草綱目』

　中世の終わり、すなわち 16 世紀の終わりに、あたかも近世の幕開けを告げるかのように明（1368 〜 1644）国に出現したのが『本草綱目』です。著者の李時珍（1518 〜 1593）は長い年月をかけて、それまでに刊行された本草書を総まとめしたのですが、残念ながら、出版されたのは李時珍の死後の 1596 年になってからでした。この本は、わが国においては、林羅山（林道春、1583 〜 1657）が長崎で手に入れ、これを徳川家康（1542 〜 1616）に献上したことが知られています。江戸時代の将軍たちの中には薬草にとても興味をもっている人物があらわれ、薬用人参の種子を手に入れ栽培させたりもしています。薬用人参の別名を御種人参といい、わざわざ「御」の字を付けているのはこのためです。『本草綱目』は江戸時代を通じて日本の本草学、すなわち薬になる植物の研究に大きな影響を与えることになりました。

阿片他から各種アルカロイドの単離

　それまで、植物が人間の身体に何らかのはたらきかけをするというのは、植物に精霊のようなものが宿っているためなどとも考えられてきましたが、ドイツの薬剤師見習いのゼルチュルネル（1783 〜 1841）は阿片から有効成分としてモルヒネを単離することに成功しました。このことは植物由来のアルカロイド単離の、そして有効成分単離の嚆矢となりました。

　その後 19 世紀中には様々なアルカロイドが発見されました。近世の終わり頃とはまさに重要なアルカロイド単離ラッシュの時代といっても良いと

思います。その中には、カフェインやニコチン、コカイン、キニーネ、ストリキニーネなどの著名な生物活性をもつものが含まれます。

華岡青洲による全身麻酔薬の発明

後にも述べますが、江戸時代末の華岡青洲はトリカブトやチョウセンアサガオを配合して通仙散という全身麻酔薬をつくりました。

0.2.4　近代

近代は国と国の関係が密接になってきた時期であり、また、2度の世界大戦を含む多くの国と国との争い（戦争）の起きた時代ともいえます。これらの戦争は毒ガスや原子爆弾をも生み出してしまいました。

この時代の世界の科学の発達にはめざましいものがありましたが、わが国でも、長い鎖国状態から急速に海外の科学を取り入れたにもかかわらず、その吸収の速さと発展はすばらしいものでした。すなわち、後述のように、細菌学方面でめざましい活躍をした北里柴三郎（1852 ～ 1931）のほか、種々の世界的な発見、発明を続々となしとげる科学者たちがわが国にあらわれました。その中には、高峰譲吉（1854 ～ 1922、世界初のホルモンであるアドレナリンの発見）や、長井長義、池田菊苗、鈴木梅太郎のような科学者たちがいました。

長井長義と麻黄、エフェドリン

後にも述べますが、その中で、今の東京大学薬学部の前身である東京大学医学部製薬学科の初期の日本人教授の一人である長井長義（1845 ～ 1929）は漢薬麻黄由来のアルカロイドであるエフェドリンを報告し、その化学構造を明らかとしました。

池田菊苗と味の素

池田菊苗（1864 ～ 1936）による味の素の発見もこの時期の特筆すべき事項でしょう。味の素の本体であるグルタミン酸のナトリウム塩はコンブから得られました。味の素はコンブだしの旨味成分であったわけですが、その後、かつお節の旨味（イノシン酸）やシイタケの旨味（グアニル酸）なども明らかとなっていきました。1993 年頃からは、味の素などの呈する旨味は、それまでに知られていた 4 味（甘味、塩味、酸味、苦味）とは別の 5 番目の基本味とみなされるようになりました。旨味の発見は日本人によってなされたので、英語でも "umami" と書きます。なお、余談なが

ら、辛味は味覚ではなく痛覚であり、味には入りません。

　鈴木梅太郎（1874 ～ 1943）は世界初のビタミンを発見しました。このものは現在ビタミン B$_1$ と呼ばれていますが、もともとは米ぬかからとれたので、鈴木により、イネの学名であるオリザ・サティーバ（*Oryza sativa*）をもじってオリザニンと名付けられました。この鈴木梅太郎の発表は世界初のものでしたが、ビタミンの発見はいつのまにかビタミンという名称の名付け親であるフンク（C. Funk, 1884 ～ 1967）という人の業績になってしまっているのは残念なことです。

0.2.5　現代～未来

　現代における医薬のトピックはなんといっても抗生物質の発見とその発展でしょう。しかし、現代においても、植物由来の医薬品から特記すべきものもあらわれています。それから、モルヒネやヘロイン、コカイン、大麻など、植物由来で精神を左右する薬物が社会問題になってきたことも現代の特徴といえるかもしれません。

　一方、人類は毒草や薬草に関する様々な知識を蓄積してきたはずですが、ごく最近になってから、納豆やグレープフルーツジュースと医薬品との相互作用がわかってくるなど、まだまだ未知のことがらは限りなくありそうです。

　抗生物質の最初の報告は 1929 年のフレミング（A. Fleming, 1881 ～ 1955）による青カビ培養物からのペニシリンの発見です。この発見は 1930 年代後半に至り、フローリー（H. W. Florey, 1898 ～ 1968）やチェイン（E. B. Chain, 1906 ～ 1979）によって再発見されてから初めてその重要性がわかりました。ペニシリン類は第二次世界大戦における必要性（主に兵士たちの負傷による化膿や敗血症などを防ぐ）が生み出した薬といえるかもしれません。

　抗生物質類が広く応用されるようになったのは第二次世界大戦後の現代になってからです。そして、現代においてはカビ由来よりも放線菌由来の抗生物質が主流となっています。抗生物質の中には、抗菌活性ばかりでなく、免疫抑制活性やコレステロール合成阻害などを含む実に様々な作用を

有するものもあって、種々の疾病に応用されるようになっているのが実情です。

矢毒から筋弛緩薬となった塩化ツボクラリン

現地ではクラーレと呼ばれていた南米の矢毒があります。これは植物由来の矢毒ですが、このものから有毒成分として塩化ツボクラリンが単離されました。塩化ツボクラリンには強力な筋弛緩作用があり、手術などに応用されるようになりました。そして、塩化ツボクラリンの化学構造をヒントとしてつくられたのが、筋弛緩薬のデカメトニウムやパンクロニウムなどです。

ニチニチソウからビンブラスチン、ビンクリスチン

マダガスカル島に自生する植物のニチニチソウから得られるアルカロイドであるビンブラスチンやビンクリスチンには抗がん活性のあることがわかり、臨床に応用されています。特にビンクリスチンは小児がんに良く奏効するといわれています。ニチニチソウとは別名ビンカであり、わが国でも広く栽培されていますが、もとより有効アルカロイドの含量は極めて少なく、煎じて使うという代物ではありません。工場で大量の植物から抽出精製してようやく使えるものなのです。

胃潰瘍を薬で治す

いわば自分で自分の胃を消化してしまう胃潰瘍は重大な病気です。たとえば、かの夏目漱石（1867 ～ 1916）は胃潰瘍で命を落としているのです。

イギリスのブラック（J. W. Black, 1924 ～ 2010）らは、アレルギーを引き起こす成分としても知られているヒスタミンの化学構造を種々変化させたものを合成し、ついに胃酸分泌抑制活性を示す化学合成医薬品シメチジンの開発に成功しました。その結果、従来は手術の対象とされた胃潰瘍や十二指腸潰瘍でもかなりの部分は薬物療法だけで対処出来るようになったのです。化学合成医薬品の輝かしい勝利といえましょう。

このまさに夢の新薬ともいえる薬の開発者となったブラックらはこの業績で1988 年にノーベル生理学・医学賞を受賞しました。このような医薬品は、薬剤師による扱いと説明が必要とはされているものの、今や処方箋なしで薬局において患者が自分の意思で自由に購入出来るようにまでなりました。もし、漱石が現代に生きていたら……。

　グレープフルーツジュースを飲んだ直後にある種の薬を飲むことは避けなければなりません。グレープフルーツジュースに含まれる成分がこれらの薬の代謝を邪魔することにより薬の作用が強く出すぎることがわかったからです。また、納豆とワルファリンも相性が良くないことがわかりました。これらは意外な組み合わせと思われるかもしれませんが、さながら現代風食べ合わせとでもいいましょうか。

　以上述べてきたように、薬や毒は私たち人類の歩みとともに、その考えられ方やとらえられ方も変化しながら一緒に歩んできました。したがって、これらの「もの」といかに上手につきあっていくかは常に私たちに問いかけられているといえます。なお、ここに述べたような薬の歴史についてより詳しく知りたい方は、拙書の『毒と薬の世界史』(中公新書) をご高覧ください。

第1章 医薬品の基本

第 1 章

医薬品とは「もの」ではありますが、生体に何かしらのはたらきを及ぼす特殊な「もの」でもあります。そのため、法律的な取り決めがなされたりしますし、その取り扱いには特別な資格者を必要としたりします。そこで、この章では、このような側面を有する医薬品とは何かについて概観していきたいと思います。

1.1 薬物と薬剤の違い

私たちは「薬物」といったり「薬剤」といったりします。それでは薬物と薬剤とはどう異なるのでしょうか。実は、薬物とは生体に何らかの作用を及ぼす化合物のことをいい、薬剤とは薬物に対して何らかの情報、すなわち、このものをこのように使用するとこのような有用な結果をもたらすといった情報が加えられたものをいいます。よって、「薬剤＝薬物＋情報」という図式が描かれます（**図1.1**）。

1.2 薬や毒の分類

薬の分類法には、法律による分類や作用による分類、そして、その化学的性質による分類などがあります。この節では薬の分類について述べようと思いますが、薬の分類を考えるときには同時に毒の分類についても見ていったほうが理解しやすいと思います。よって、薬や毒の分類として述べていきましょう。

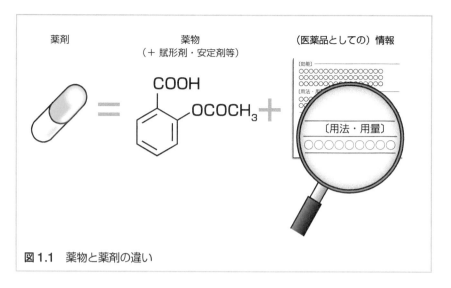

薬剤　　　　　　　　　薬物
　　　　　　　　　（＋ 賦形剤・安定剤等）　　　　（医薬品としての）情報

COOH
OCOCH₃

〔用法・用量〕

図 1.1　薬物と薬剤の違い

1.2.1　法律による薬や毒の分類

　薬や毒を法律によって分類しようとすれば、2014（平成 26）年 11 月に
それまでの「薬事法」が改正されて制定された「医薬品、医療機器等の品
質、有効性及び安全性の確保等に関する法律（以下薬機法と省略）」や「毒
物及び劇物取締法」などが関係します。法的には薬や毒は用法や、その作
用の強さなどによって分類・管理されるのです。

　化学物質は「医薬品」、「医薬部外品」、および「医薬用外化学物質」の 3 つ
に分けられ、さらに、医薬品は「毒薬」、「劇薬」、「普通薬」に、また医薬用
外化学物質は「特定毒物」、「毒物」、「劇物」、「普通物」に分類されています。

　医薬品の中で毒性の強いもの、あるいは作用が激しいためにヒトや動物
に危害を与えたり、またはその危険の予想されるものは、厚生労働大臣が
毒薬または劇薬に指定することになっており、「薬機法」で規制されていま
す。このうち、毒薬とは皮下注射で半数致死量（LD_{50} 値、後述）がおおむ
ね 20 mg/kg 以下のもの、劇薬は、おおむね 200 mg/kg 以下のものなど
が指定されています。毒薬は、黒地に白枠・白字で品名と「毒」の文字を
明記することになっており、劇薬は、白地に赤枠・赤字で品名と「劇」の
文字を明記することになっています（**表 1.1**）。医薬部外品とはすでに「人
体に対する作用が緩和なもの」という定義がなされていることから、毒劇

表 1.1　法律で定められているラベル表示義務

法律	対象	表示法	表示例
薬事法	毒薬	直接の容器または直接の被包に、黒地に白枠、白字をもって、その品名および「毒」の文字を記載。	毒
	劇薬	直接の容器または直接の被包に、白地に赤枠、赤字をもって、その品名および「劇」の文字を記載。	劇
毒物及び劇物取締法*	毒物	容器および被包に「医薬用外」の文字と、赤地に白字で「毒物」の文字。	毒物 医薬用外
	劇物	容器および被包に「医薬用外」の文字と、白地に赤字で「劇物」の文字。	劇物 医薬用外

＊毒物および劇物については上記の表示に加えて、①成分およびその含量、②厚生労働省令で定めるものについては同省令で定める解毒剤の名称、③取り扱いおよび使用上特に必要と認めて厚生労働省令で定める事項についても表示しなくてはならない。

薬に該当するものはありません。医薬品の管理にはその専門家として薬剤師があたることになります。

　一方、毒劇物のほうも厚生労働省管轄であり、こちらは「毒物及び劇物取締法」の規制を受けています。そして、毒物とは半数致死量がおおむね 30 mg/kg 以下のもの、劇物は、おおむね 300 mg/kg 以下のものなどが指定されています。この基準は口から入った場合（経口）の値で、経皮や吸入のときには別の数値となります。また、実際の事故例を基礎として判定されることもあります。たとえば、その混入による中毒事件が相次いだことから、1999 年 1 月にアジ化ナトリウムが新たに毒物に指定された事例があります。なお、毒物のうちその毒性が極めて強く、危害発生のおそれが著しいものを特定毒物に指定することもあります。

　毒劇物を業として取り扱うには、毒物劇物取扱責任者として、薬剤師または毒劇物取扱者試験合格者等をおかなければなりません。これら医薬用外化学物質については、他の法律、たとえば、消防法や高圧ガス保安法などが関係することもあります。

　また、麻薬に関しては、その在庫管理は医師・歯科医師・獣医師・薬剤師のうち、都道府県知事の免許を受けた「麻薬管理者」のみに権限が限られています。麻薬は、麻薬管理簿などに使用年月日、使用患者名、使用

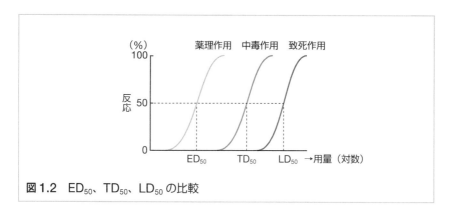

図1.2 ED$_{50}$、TD$_{50}$、LD$_{50}$ の比較

量、残量などの勤務帯ごとの使用状況を明確に記録し、残薬やアンプルも含め、使用後は速やかに麻薬管理者に返却しなければならないことになっています。

図1.2に薬理作用・中毒作用・致死作用となる量をグラフにて示しました。薬理作用の及ぶ量を超すと中毒作用が起き、この量を超すと致死に至る量となります。動物の半数にその作用が出る量を、それぞれ、ED$_{50}$、TD$_{50}$および、LD$_{50}$と称します。

なお、医薬品には、患者が医師の診断を受けて処方箋を発行してもらい、この処方箋を発行してもらった患者は薬局におもむいて調剤してもらう必要のあるものと、処方箋を必要とせず、薬局で直接手に入れることが出来る医薬品があります。前者を「処方箋医薬品」、後者を「一般用医薬品」または「OTC医薬品」ということがあります。後者のOTCとは over the counter（カウンター越し）の略です。近年、ロキソニン®のように、医師

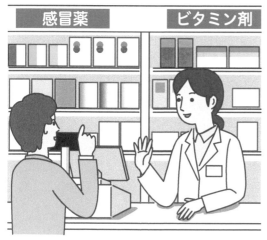

の診断と処方箋発行を経なくとも、患者さんの判断で使用しても安全とされ、前者から後者へと変えられる医薬品が出てきましたが、こういう医薬品は「スイッチOTC」と呼ばれることがあります。それらの医薬品の中には、ロキソニン®のほかにもガスター10®などもあります。これらの医薬品の使用にあたっては薬剤師による説明が必須とされているので、よく指導・指示に従ってください。

1.2.2　作用による薬や毒の分類

　薬や毒の作用による分類方法としてはいろいろ考えられましょう。この本では薬の作用による分類を試みていますが、毒についていえば、たとえば、「急性毒」と「慢性毒」の2大別や、「一次毒」に対して催奇形性のような次の世代に対する「遅延毒」、「可逆性毒」と「不可逆性毒」、「局所毒」と「全身毒」の2大別なども考えられます。

　薬と同様、毒を作用で分類することはなかなか困難な場合も多いものです。毒の対生体作用はかなり複雑であり、1つの毒が2つ以上のカテゴリーに属することも多いのです。

　一方、毒の中には、かぶれやかゆみのように直接生命に関わらなくとも不快感をもよおすものや、麻薬・覚せい剤・大麻に代表される向精神作用物質のように、即座に命には関わらなくとも、一般的社会生活が困難になるものもあります。これらも毒ではありましょうが、単に生命に直接関わる毒とは一線を引いて考えるべきかもしれません。

　さらに、毒の場合には、殺傷を目的とした毒でも、何を対象とするかで分類することも出来ます。化学兵器のようなヒトに対する毒のほか、毒の中には、農業用の殺虫剤や除草剤、狩猟（ほ乳動物や鳥）に用いられる矢毒、魚を捕るための魚毒など、様々な生命を対象とした毒があります。これらは虫や雑草、獲物にとっては毒ですが、ヒトにとっては有益な作用をもたらします。よって、殺虫剤や除草剤は、農「毒」と呼ばずに農「薬」と呼ばれるのです。

1.2.3　化学的性質による薬や毒の分類

　毒を化学的に分類するためには、化合物全体の分類方法の概略を知っておく必要があります（**図1.3**）。まず、全化合物は、「無機化合物」と「有

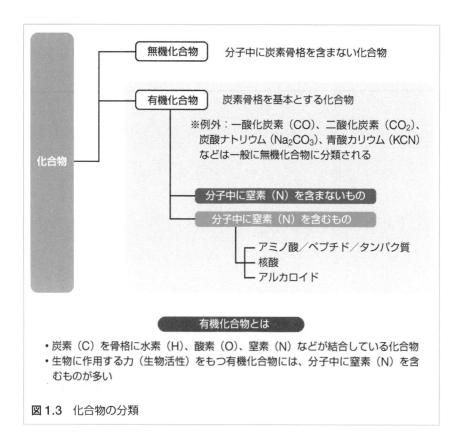

図 1.3　化合物の分類

機化合物」に 2 大別出来ますが、この両者の違いは、前者が多種の元素を基本とする化合物であるのに対し、後者は炭素（C）が結合したものを骨格とし、これに水素（H）や酸素（O）、窒素（N）などが結合している化合物群である点です。なお、炭素を含む化合物でも、その単純な酸化物である二酸化炭素などは有機化合物から除くとされています。

　医薬品に関係する無機化合物については、一般的にはそれ以上の分類は必要ないでしょうが、有機化合物についてはもう少し分類しておいたほうが良いと思います。有機化合物の分類法はいろいろ考えられていますが、有機化合物全体を、まず、分子中に窒素を含む化合物と含まない化合物に 2 大別すると便利です。　有機化合物には必ず炭素（C）が含まれています。また、それにともない、ほとんどの場合、水素（H）も含まれます。C、H

の次に多く含まれるのが酸素（O）であり、これも、かなりの化合物に含まれています。そして、その次に多く含まれるのが窒素（N）ですが、窒素が含まれる化合物となるとかなり数が減ってきます。ところが、話を進めていくにしたがい明らかとなってきますが、生物活性のある有機化合物には窒素を含むものがけっこう多いのです。

　そのため、医薬品に関係する有機化合物を、分子内に窒素を含むか否かによって2大別しておくと都合の良いことが多いです。分子中に窒素を含む化合物は、さらに、アミノ酸／ペプチド／タンパク質と、核酸、およびアルカロイドの3群に大きく分けることが出来ます。医薬品に関係する有機化合物はインスリンのようにペプチドに分類されるものもありますが、現在のところ、アルカロイドに分類されるものが多いように思われます。

1.3 薬の3つの名前

　通常、薬には3種類の名前があります。それらは、「化学名」「一般名」そして「商品名」です。その上、抗生物質などには「省略名」が使われることもあります。

　化学名とは、化学構造式に基づく名称で、その化合物を示す世界共通のものですが、一般に複雑かつ長い名前となりがちであり、医療の現場で使用されることは滅多にありません。

　これに対して、一般名とは、公的に用いられる、いわば、医薬品の本名です。使いにくい化学名の代わりに使われる名称であるともいえましょう。一般名には、世界保健機関（WHO）に登録された世界共通の国際一般名（INN：International Nonproprietary Name）とわが国だけで使用されている日本医薬品一般的名称（JAN：Japanese Accepted Name）とがあります。

　さらに、同じ一般名の薬を複数の製薬会社が製造している場合、結局、それぞれの会社がそれぞれの商品名を工夫して付けています。しかしながら、薬の添付文書を見ればその薬の主成分の一般名を調べることが出来るようになっています。

　たとえば、商品名を「タイレノール®」として知られている医薬品の主

成分の化学名は「*N*-（4-ヒドロキシフェニル）アセトアミド」であり、一般名は「アセトアミノフェン」、そして、商品名として、「タイレノール®」のほか、「カロナール®」などがあるわけです。

この本では、一般名と商品名の両方が出てきて、ちょっとまぎらわしいので、間違いなくわが国で登録商標済みの商標となっているものには右肩に ® マークをつけておこうと思います。

1.4 薬の作用と副作用

医薬品はその作用を期待して使用するものですが、作用のみを示し、副作用のない医薬品はまずないといえましょう。副作用は主たる作用以外の作用のことをいいますが、その中には特に健康にさしさわりのない副作用もあります。中には、抗ヒスタミン薬のジフェンヒドラミン塩酸塩による副作用の眠気のように、今度はこの眠気という副作用を利用して新規な医薬品（ドリエル®）として応用されている例もあります。ただし、副作用の中には、特に好ましくないもののある場合は問題となるところです。このような副作用は特に有害作用と呼ばれることもあります。有害作用と、特に大きな問題とならない副作用との区別については常に念頭に置いておかなければいけないところです。

医薬品には適正な使用ということが何よりも重要なことです。その中でも、いかなる量を適用するかということが要の1つです。古くは、パラケルススが「世の中に薬というものはない。すべてのものは毒であり、毒でないものなど存在しない。その服用量こそが毒であるか、そうでないかを決めるのだ」あるいは、「服用量が毒をつくる」と語っています。**図1.4**に薬の投与量とその結果（評価）について示してみます。

医薬品で身体をコントロールすることは本当に必要なときに限るべきです。薬を使用するということは、もしかしたら望まぬ副作用が出るかもしれないものの、現在困っている症状を副作用の危険性があってもなんとかしたいというときに限り使用すると考えるべきです。たとえば、たかが（といったらおしかりを受けるかもしれませんが）美容のためにいたずらに薬で食欲を抑えたり、体重を減らしたりしようとすることを考えるのは少々

異常といわざるを得ないといえましょう。

　医薬品の作用と副作用の関係を**図1.5**に示します。作用に比べて副作用の小さい医薬品は優れた医薬品ですが、作用はあるものの副作用も強い医薬品も存在します。使用しなければ命に関わる場合など、このような医薬品を応用せざるを得ない場合もありましょう。繰り返しとなりますが副作用のない医薬品はありません。医薬品を使用する際にはいつも作用と副作用とのバランスを考慮に入れなければならないということです。副作用の強い医薬品を使用する際には医師による体調の変化の観察が欠かせません

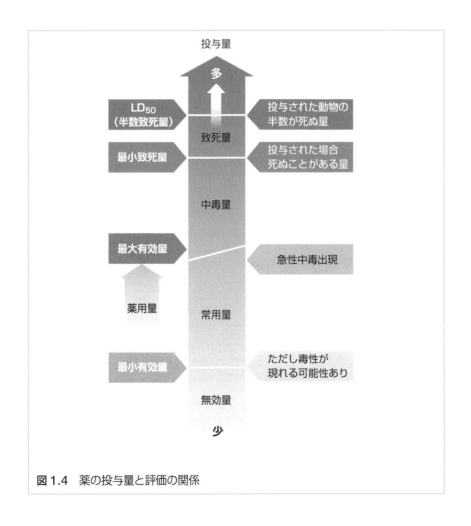

図 1.4　薬の投与量と評価の関係

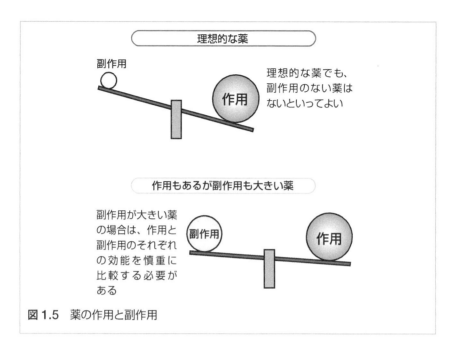

図 1.5　薬の作用と副作用

し、処方された医薬品やセルフメディケーションによる医薬品の使用においては薬剤師による適正な使用法の説明をきちんと聞くことが重要です。

1.5　医薬品の添付文書における副作用の記載例

　スイッチ OTC としてよく知られているものに、ロキソニン® があります。ロキソニン® は、NSAIDs（エヌセイズ／非ステロイド性消炎鎮痛薬）の一種で、第一三共が開発した NSAIDs であり、1986 年に承認を取得、発売されました。そして、2011 年からは、医療用医薬品から OTC 医薬品となりました。いわゆるスイッチ OTC となった医薬品です。

　ロキソニン® の有効性は確かでもありますが、近年、重篤な副作用も見いだされています。すなわち、2016 年 3 月 22 日、ロキソプロフェンナトリウム水和物（ロキソニン®）の使用上の注意について、厚生労働省が添付文書の重大な副作用の項目に「小腸・大腸の狭窄・閉塞」を追記するように改訂指示を出しました（**図 1.6**）。

> **（1）重大な副作用**（頻度不明）
> 　6）**間質性肺炎**：発熱、咳嗽、呼吸困難、胸部 X 線異常、好酸球増多等を伴う間質
> 　　　性肺炎があらわれることがあるので、このような症状があらわれた場合には直
> 　　　ちに投与を中止し、副腎皮質ホルモン剤の投与等の適切な処置を行うこと。
> 　7）**消化管出血**：重篤な消化性潰瘍又は小腸、大腸からの吐血、下血、血便等の消
> 　　　化管出血が出現し、それに伴うショックがあらわれることがあるので、観察を
> 　　　十分に行い、これらの症状が認められた場合には直ちに投与を中止し、適切な
> 　　　処置を行うこと。
> ＊8）**消化管穿孔**：消化管穿孔があらわれることがあるので、心窩部痛、腹痛等の症
> 　　　状が認められた場合には直ちに投与を中止し、適切な処置を行うこと。
> ＊9）**小腸・大腸の狭窄・閉塞**：小腸・大腸の潰瘍に伴い、狭窄・閉塞があらわれる
> 　　　ことがあるので、観察を十分に行い、悪心・嘔吐、腹痛、腹部膨満等の症状が
> 　　　認められた場合には直ちに投与を中止し、適切な処置を行うこと。
> ＊2016 年 3 月改訂

図 1.6　ロキソニン ® の添付文書における副作用の記載（抜粋）
（ロキソニン ® 錠医療用医薬品添付文書より抜粋）

1.6　ジェネリック医薬品

　ジェネリック（generic）には、「一般的な」とか「普及した」という意味があります。欧米ではジェネリック医薬品は、商品名ではなく一般名で処方されるので、一般名（generic name）という言葉から、後発医薬品がジェネリック医薬品と呼ばれるようになりました。

　ジェネリック医薬品についても、厚生労働省から薬としての承認を受けるためには、種々の試験に合格する必要があり、中でも特に「生物学的同等性」に関する試験に合格しなければなりません。生物学的同等性とは、薬の吸収パターンや血中濃度が同じであることを意味します。すなわち、先発医薬品と同じ効果が期待されることが求められるということになります。

　ジェネリック医薬品は先発医薬品に比べ開発期間が短い分、開発にかかるコストも大幅に抑えられるため、先発医薬品より価格が安く設定されています（**図 1.7**）。

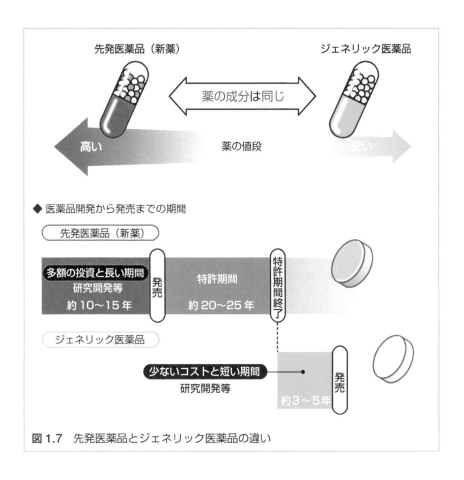

◆ 医薬品開発から発売までの期間

図 1.7 先発医薬品とジェネリック医薬品の違い

1.7 薬剤師と登録販売者

　近年、処方箋なしで購入出来る医薬品の販売方法に関しての変更が行なわれました。すなわち、いわゆる OTC 医薬品のうち、これまでは薬剤師でなければ扱えなかった医薬品の一部が新しく出来た資格者である登録販売者によっても扱われ、販売出来るようになりました。

　一般用医薬品をそのリスクの程度によって、①リスクが特に高いもの（第1類医薬品）、②リスクが比較的高いもの（第2類医薬品）、そして、③リスクが比較的低いもの（第3類医薬品）の3つに分け、①については薬剤師が

扱わなければならないものの、②と③に分類されるものは登録販売者でも扱えることになったのです（**表 1.2**）。確かにこのことにより、薬剤師はより手間を省けて高度の知識を提供出来るようになるかのようにも思えます。

　しかしながら、薬というものはいかなるものでも身体に何らかのはたらきを期待し、また及ぼすものでありますから、すべての医薬品は、本来、大学の薬学部において、有機化学に始まり、薬用植物学、生薬学、天然物化学、生化学、分析化学、物理化学、衛生化学、薬理学、毒物学、薬剤学、公衆衛生学、薬事関係法規学などを各実習を含めて 6 年間かけて系統的・総合的に学んだのち、国家試験に合格した専門家である薬剤師が常に最終責任を持つべきものと考えます。よって、当然ながら、真の薬の専門家は薬剤師であり、系統だった勉学を経ているわけではない登録販売者とは一線を画すべきであると考えます。この点では、TV などで、軽々に並列して「薬剤師・登録販売者にご相談ください」という表現がなされているようですが、このような表現はいかがなものかと思っております。

　いずれにせよ、薬は単なる商品ではありません。販売して対価を得られればそれですべてというものではないのです。登録販売者が一部の医薬品を扱うことは是としても、それは「薬剤師の指導監督の下に扱う」ようなしばりのあることが本来の姿であり、いずれの医薬品についても薬剤師が最終責任者となる形にならねばならないと思います。その形が国民の健康維持にとっても必ずやプラスになるはずです。

　また、わが国では医薬品を扱う業態が複雑であることも問題です。次の

表 1.2　一般用医薬品のリスク区分

リスク分類	医薬品の例	購入者から質問がなくても積極的に行なう情報提供	購入者側から相談があった場合の応答	対応する専門家
第 1 類医薬品（リスクが特に高いもの）	H_2 ブロッカー含有薬、一部の毛髪用薬	書面を用いた情報提供を義務づけ	義務	薬剤師
第 2 類医薬品（リスクが比較的高いもの）	主なかぜ薬、解熱鎮痛薬、胃腸鎮痛鎮痙薬	努力義務		薬剤師または登録販売者
第 3 類医薬品（リスクが比較的低いもの）	ビタミン B・C 含有保健薬、主な整腸薬、消化薬	（薬機法上の規定は特になし）		

2つの表を見てください。かつては、医薬品を扱う業態は、薬局・一般販売業・薬種商販売業・配置販売業・特例販売業の5つでした（**表1.3**）。それが3つに分けられ、薬局・店舗販売業・配置販売業となりました（**表1.4**）。皆さんはこれらの区別がつけられますか。この中で処方箋による調剤を受け付けられるのはもちろん薬局だけです。しかし、すでに述べたように、一般用医薬品については特にリスクの高い医薬品以外の医薬品は薬剤師の関与なしに扱えます。よって、店舗販売業においては、薬剤師不在でも登録販売者がいれば、なんと、一般用医薬品の種類として8割以上、あるいは9割以上が扱えるというのです。

　医薬品好きといわれる日本人ですが、その医薬品について、専門家である薬剤師の関与がいわば外されている事態には本格的に不安を感じなければいけないと思います。医薬品は食品などとは異なり、素人はその本質が何であるかわからないものです。医薬品とは、単なる商品価値を持った白い粒や赤い粒などではありません。したがってその扱いには専門家である薬剤師にもっとしっかりと関与していただくシステムを構築するということについて、薬剤師側も一般の国民の皆様側も真摯に考え直す必要があると思うのです。

表1.3　登録販売者制度導入前の販売制度

種類		配置される専門家	販売出来る一般用医薬品
薬局		薬剤師	すべての医薬品
薬店	一般販売業		
	薬種商販売業	薬種商販売業者	指定医薬品以外の医薬品
配置販売業		配置販売業者	配置販売品目指定基準に基づいて、都道府県知事が指定する医薬品
特例販売業		（薬事法上定めなし）	限定的な医薬品 （店舗ごとに都道府県知事が指定）

表1.4　登録販売者制度導入後の販売制度

種類	配置される専門家	販売出来る一般用医薬品
薬局	薬剤師	すべての医薬品
店舗販売業	薬剤師	薬剤師はすべての医薬品
配置販売業	または登録販売者	登録販売者は特にリスクの高い医薬品以外の医薬品

第2章 薬が作用するしくみの基礎

　病気といわれるものには大雑把に分けて、内因性のものと外因性のものがあります。それを**図2.1**に示します。

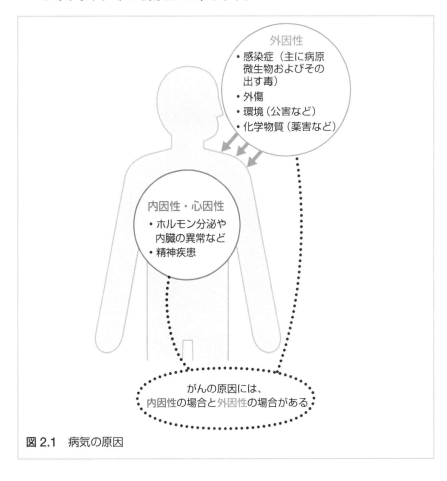

外因性
・感染症（主に病原微生物およびその出す毒）
・外傷
・環境（公害など）
・化学物質（薬害など）

内因性・心因性
・ホルモン分泌や内臓の異常など
・精神疾患

がんの原因には、内因性の場合と外因性の場合がある

図2.1　病気の原因

一方、ある医薬品が何らかの経路によって私たちの体内に侵入して何らかの作用をするときには、必ず、その医薬品が吸収され、分布し、代謝され、そして排泄されるという一連の流れがあります。そして、この吸収（Absorption）、分布（Distribution）、代謝（Metabolism）、排泄（Excretion）をその頭文字をとって、ADME（アドメ）と称することもあります。

　また、医薬品が身体のどこかで作用する場合には、医薬品が結合する受容体というものが存在します。この章ではこれらについて解説します。

2.1 受容体とは何か

　受容体（**図2.2**）とはタンパク質で出来ているもので、ここに薬物がはまり込みます。逆にいえば、ここにはまり込めるようなものが医薬品となるのです。

　たとえば、受容体の中には、大麻の葉や樹脂に含まれる幻覚成分である

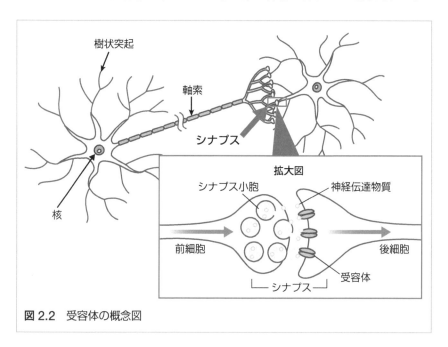

図 2.2　受容体の概念図

THC（正確には Δ^9-テトラヒドロカンナビノール／Δ^9-THC、**図 2.3**）という成分がちょうどはまり込むカンナビノイド受容体というものが私たちの身体にはあります。

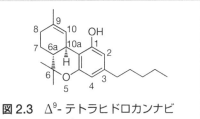

図 2.3　Δ^9-テトラヒドロカンナビノール

　THC が結合する受容体が発見されますと、この受容体に結合するような化学構造を有する化合物がたくさん発見され、合成カンナビノイド（THC 受容体に結合する化合物）と称しました。そこで、これらの合成カンナビノイドを適当な植物片にしみ込ませれば、法律に引っかからない大麻（合法大麻あるいは合成大麻）となるという考えが芽生えたのです。アメリカにおいては、その後、この合法あるいは合成大麻の作成が危険ドラッグと称される化合物群出現のプロローグとなったのです。

　話が危険ドラッグに及びましたので、危険ドラッグと密に関係する「幻覚作用」についても少し話しておきたいと思います。幻覚とは『広辞苑』によれば「対象のない知覚。つまり実際に物がないのにその物が見え、音がないのにそれが聞こえること」とあります。ある化学物質が脳にあるその化合物の受容体にはたらいてこのような作用を示すとき、私たちはこの化合物を幻覚物質というわけです。

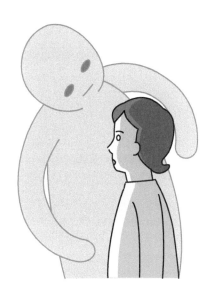

2.2 生体内の情報伝達物質

ベンゼン環に水酸基が隣り合って2個結合した部分構造をカテコールと

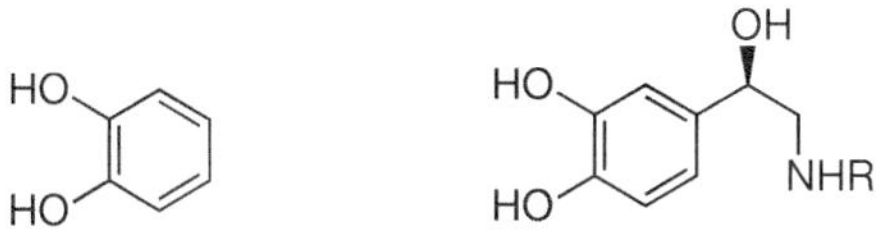

カテコール　アドレナリン　$R = CH_3$
ノルアドレナリン　$R = H$

図 2.4　カテコールとカテコーラミン

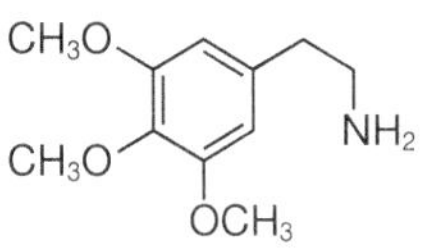

図 2.5　メスカリン

いいます。そして、この部分構造を有して、さらに2個の炭素を介して窒素が結合している化合物をカテコールアミン類またはカテコーラミン類といいます。私たちの体内にはアドレナリンやノルアドレナリンといったものがカテコーラミン類の代表的な化合物として知られています（**図 2.4**）。これらのアミン類はかつては生体アミンと称されることもありましたが、アルカロイド類に分類しても良いと思います。

私たちの体内にあるカテコーラミン類と化学構造の似た化合物が体内に入り込み作用を及ぼすことがあります。たとえば、サボテン科のペヨーテ（*Lophophora williamsii*／*Anhalonium williamsii*）はメキシコおよびアメリカ南部の砂漠に自生する植物です。このサボテンは日本においても観賞用に栽培され、ウバタマ（烏羽玉）と称されます。現地では一般に民間薬的に使用されているようですが、このサボテンのアルカロイド主成分としてメスカリン（mescaline、**図 2.5**）が単離されています。メスカリンの名は、この化合物が単離されたサボテンが“Mescal Buttons”と呼称されていたことに由来します。

メスカリンには幻覚作用のあることが知られており、わが国では幻覚剤として麻薬に指定されています。5 mg/kg の内服で、不安や幻覚を生じるとされ、強力な幻視誘発作用を示し、鮮やかな色彩に彩られ、図案化された模様や人物・動物などが登場したりするといいます。しかし、その作用発現量は中毒量に近いといいます。メスカリンは脳内の神経伝達物質であ

る上述のカテコーラミン類に化学構造がよく似ていることから関係が示唆されていますが、はっきりしたことは不明です。

2.3 薬物の体内動態

　医薬品としての化学物質は体内に摂取されるとそこにとどまらず、作用すべき場所に移動します。たとえば、ビタミン類は水溶性ビタミンと脂溶性ビタミンとに分けられますが、ビタミン B_1 などの水溶性ビタミンは細胞の中に入りにくく、腎臓を経て尿中に排泄されやすいのに対し、ビタミンA、D、E、Kのような脂溶性のビタミンは細胞内に入りやすいので、尿中に溶け出しにくく、したがって、尿と一緒に排泄されにくく、再吸収されて肝臓で代謝されるという特徴があります。これらの脂溶性ビタミン類は、肝臓での代謝により、水溶性の化合物に変化し、排泄されやすくなります。

　投与された医薬品が目的の場所で作用するためには当該医薬品が作用す

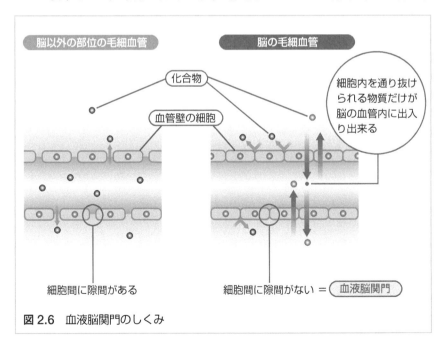

図2.6　血液脳関門のしくみ

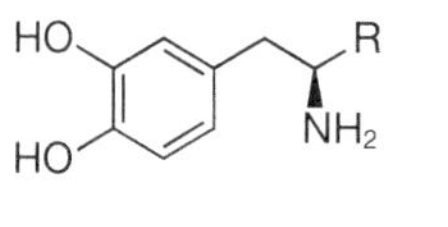

レボドパ　R = COOH
ドパミン　R = H

図 2.7　レボドパとドパミン

べきところに到達する必要があります。たとえば、脳に作用してほしいものは脳に至らなければなりません。しかしながら、脳には BBB（Blood Brain Barrier ／血液脳関門）という血液からの物質の移行を制限するしくみがあり、ここを通過しないものは脳に至らず、したがって脳には作用しないのです（**図 2.6**）。

　BBB の一部はリン脂質という脂質で形成されているため、一般に脂溶性の物質は通りやすいのです。たとえば、パーキンソン病治療のために脳内ドパミン（dopamine、**図 2.7**）を増加させる必要がありますが、ドパミンそのものは BBB を通過出来ません。そのために、この目的では、ドパミンの前駆体であるレボドパ（levodopa ／ L-DOPA）を投与します。レボドパは薬物輸送担体（トランスポーター）のはたらきにより BBB を通過出来ることから、脳内に移行した後に代謝されてドパミンとなることが出来ます。このような医薬品を「プロドラッグ（prodrug）」と称することがあります。トランスポーターとは、細胞膜に通り道をつくったり、逆に通過を阻害したりすることで細胞内の通過に選択をもたせるような特殊なタンパク質のことをいいます。

　なお、BBB ほど厳しい関門ではありませんが、精巣や胎盤にもそれぞれ関門があります。

2.3.1　ビタミン B$_1$ とニンニク

　この項目はいかにも唐突に思われるかもしれませんが、実は薬物の吸収にも大変に関係のあることです。

　ニンニクはヒガンバナ科の多年草です。中央アジア原産とされますが、その栽培の歴史は古く、エジプトのピラミッドをつくる際に、労働者に配られたという記録があります。また、現存する最古の医学書、紀元前 1552 年の記録物である『エーベルス・パピルス』にもその記載があります。

　ニンニクには特有の臭いがあり、仏教でいう五葷（ネギ、ニンニク、ニラ、ラッキョウ、アサツキ）の 1 つとなっています。禅寺の門の前には、

戒壇石という石の柱に「不許葷酒入山門（葷酒、山門に入るを許さず）」と書かれていて、ニンニクは修行の妨げとなるので、寺に持ち込んではいけない食べ物の1つです。葷酒の対象としては、くさみのある野菜（ニンニク、ニラ、ネギなど）、生臭い肉と魚、お酒・アルコール類が該当し、心を静め清める修行の邪魔というわけです。

　わが国にはニンニクに近縁の植物としてノビル（野蒜）が自生していますが、有名な『本草綱目』ではニンニクを大蒜、ノビルを小蒜として区別しています。大蒜は強壮薬として応用されています。

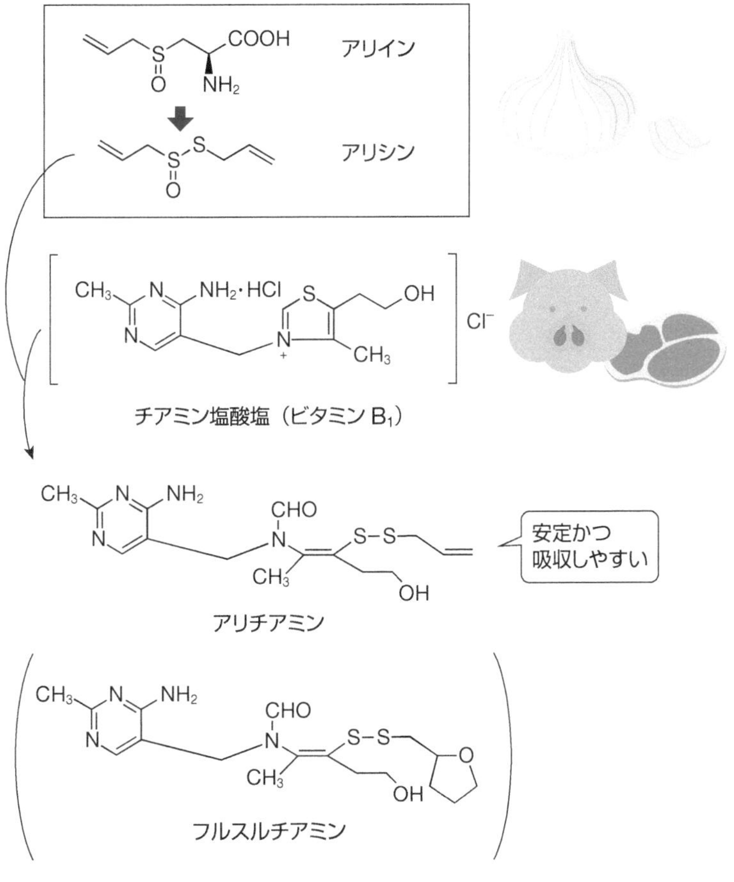

図2.8　アリイン、ビタミンB₁とその関連化合物

ビタミン B_1 は私たちにとって大変に大切なビタミンですが、残念なことに不安定で分解しやすく、また吸収もされにくい化合物なのです。しかし、ビタミン B_1 はニンニクに含まれるアリインから生成するアリシンと結合してアリチアミンとなると、極めて安定かつ吸収しやすくなります（**図2.8**）。この性質を応用して、アリチアミンを配合して作られたのがアリナミン ® という医薬品です。

　ただし、アリチアミンは分解するといわゆるニンニク臭を有するアリシンを放出します。このことを避けるために考案されたのが、アリチアミンの化学構造の一部についてフラン環を有する部分構造に変えたフルスルチアミンです。こうして出来た新薬がアリナミン ®F として世に出たわけです。この名称の F はフルスルチアミンの頭文字です。

　以上のことから、ビタミン B_1 に富む豚肉とニンニクの炒め物といった食べ物は科学的にもとても合理的な調理法を経たものといえます。

2.4　薬の代謝と排泄

　医薬品が代謝される際には、その第 I 相では、化合物に、水酸基（$-OH$）や、アミノ基（$-NH_2$）、カルボキシ基（$-COOH$）、スルフヒドリル基（$-SH$）などの官能基を導入したり導出させたりする反応が起きます。これらの反応を司る最も重要な酵素はシトクロム P450（Cytochrome P450）という酵素で、ミクロソーム画分に局在する約 500 個のアミノ酸からなる分子量約 50000 のタンパク質です。シトクロム P450 は現在、単に P450 またはその頭文字をとって CYP と称されています。哺乳類では約 100 種が知られていますが、その基質特異性が極めて低いという特徴を有し、1 つの P450 の分子種で化学構造の異なる多くの薬物を基質とすることが出来ます。このため、ヒトにおいては、CYP1A2、CYP2C9、CYP2C19、CYP2D6、CYP3A4 の 5 つで、P450 による医薬品の代謝の 95% 以上が説明可能であるといわれています。なお、P450 は種々の化学物質等によって容易にその活性が阻害されたり、誘導されたりするため、薬物治療にあたっては併用薬物や環境因子などに十分な注意を払う必要があります。

　医薬品代謝の第 II 相とは、第 I 相反応で生じた特定の官能基に対して抱

合するもので、グルクロン酸抱合、硫酸抱合、アセチル抱合、グリシン抱合、メチル抱合、グルタチオン抱合の6種が知られています。このうち、グルクロン酸抱合がヒトにおける第Ⅱ相反応の大部分を占めます（**図2.9**）。

　薬物代謝の具体例として、お酒に含まれるエチルアルコールの代謝につ

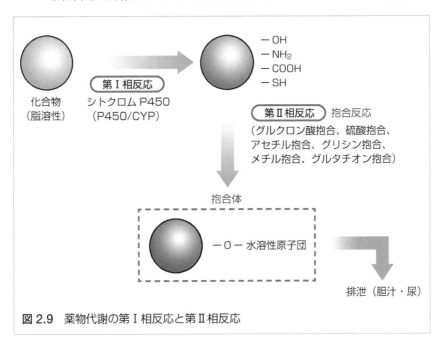

図2.9　薬物代謝の第Ⅰ相反応と第Ⅱ相反応

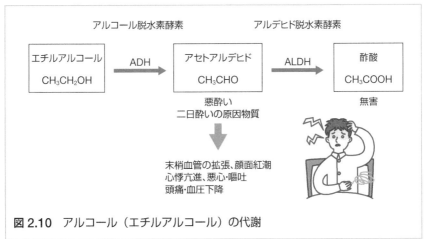

図2.10　アルコール（エチルアルコール）の代謝

いて説明しましょう（**図2.10**）。ヒトがお酒を飲むことによって、ときに、頭痛がしたり、吐き気がしたりするような症状が出るのはなぜでしょうか。それはエチルアルコールの代謝によって生じるアセトアルデヒドのなせるわざです。体内に入ったエチルアルコールは酵素反応によって若干の毒作用のあるアセトアルデヒドに代謝されます。そして体内にアセトアルデヒドが多くたまると、頭痛や吐き気が起きるのです。場合によっては心臓がドキドキしたり、といった作用の出るときもあり、一時はやった「一気飲み」のような飲み方をするとこのような作用が強くなり、命を落とすようなこともあったわけです。アセトアルデヒドはさらに代謝されると毒作用の低い酢酸となります。

　わが国にはお酒の飲めない、いわゆる「下戸」の人も多いのですが、この人たちは体内にたまったアセトアルデヒドを酢酸に代謝する酵素をもたないかあるいははたらきが弱いのです。そのため、わずかのお酒の摂取でもアセトアルデヒド中毒状態となるので、下戸の人にお酒を無理強いするようなことは厳禁です。下戸にとってお酒はまさに「毒」なのですから。

　昔から「酒は微酔、花は半開」と申します。自分に合ったお酒の量をわきまえ楽しく飲んで、お酒を「百薬の長」として終生楽しみたいものです。

　医薬品についても、お酒と同様に、体内である役目を果たしたら分解されて無害な化合物になることが期待されています。これを「代謝」といい、主に肝臓や小腸などで分解されるものが多いです。役目を終えた医薬品はたとえば肝臓において水溶性を増したり、あるいは毒性の少ない化合物に変えられたりして、その後、主に尿に排泄されます（**図2.11**）。一方、医薬品の中には体内でその化学構造に変化を起こすことによって実際に作用をする化合物に変化するものもあります。ちょうど、エチルアルコールがアセトアルデヒドとなって特異な作用を及ぼすように（この場合には不都合な作用を及ぼすわけですが）、作用を示すというわけです。

　なお、毒きのこの中には、このエチルアルコールの代謝が関係して毒性を示すものもあります。ヒトヨタケという毒きのこは、普通に食べると毒性があらわれないものの、アルコール飲料とともに食べると悪酔いという毒性があらわれるのです。このきのこに含まれるコプリンという化合物は私たちの体内で、1-アミノシクロプロパノールとL-グルタミン酸（L-Glu）とに分解（**図2.12**）しますが、前者はアルコールの代謝で生成するアセト

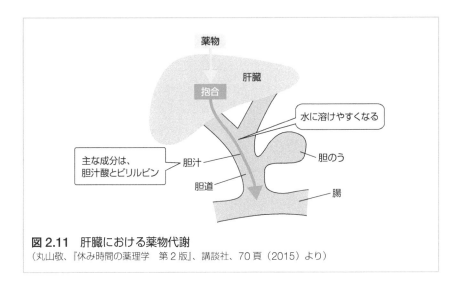

図 2.11　肝臓における薬物代謝
（丸山敬、『休み時間の薬理学　第 2 版』、講談社、70 頁（2015）より）

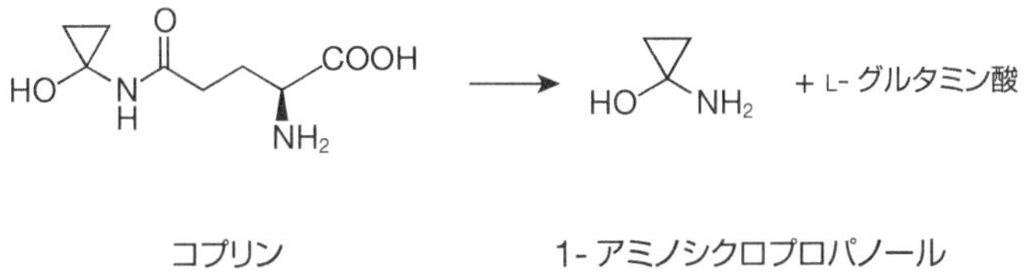

HO　コプリン　　　　　　　　　　　　　　1- アミノシクロプロパノール　+ L- グルタミン酸

図 2.12　コプリンから 1- アミノシクロプロパノールの生成

　アルデヒドを酢酸に代謝する酵素の活性を阻害します。このことにより、アルコールとともにこのきのこを摂取した人の体内にはアセトアルデヒドがたまります。アセトアルデヒドは悪酔い（二日酔い）の原因物質ですから、通常ではどんなうわばみの人でも必ず悪酔いするわけです。この性質を逆手にとれば、このきのこの毒ももしかしたら嫌酒薬のような形の医薬品として応用されうるものになるかもしれませんね。

2.5　医薬品と食品の相互作用

　医薬品の中には食品との相互作用のあるものが存在します。かつては、

薬をお茶で服用してはいけないといわれていました。それは、鉄欠乏性貧血の治療に用いられる鉄剤がお茶の成分のタンニンと結びつくと腸で吸収されにくくなるためでした。しかし、治療に用いる鉄剤の量は十分に多いことなどから、近年では鉄剤をお茶と一緒に服用してもほとんど影響ないことがわかってきました。

　一方、今は、お茶については、タンニンの影響よりも薬によってはカフェインの影響が出るので、こちらの影響を注意する必要があるといわれるようになりました。なお、医薬品をビールなどのアルコール飲料で服用することは絶対にダメです。医薬品もアルコールも肝臓で分解されますが、薬とアルコールを一緒に体内に入れると、肝臓の酵素がアルコールの解毒に

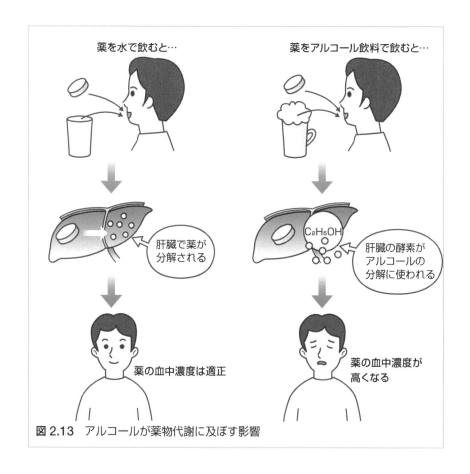

図 2.13　アルコールが薬物代謝に及ぼす影響

使われて、薬の分解にまでまわされず、その結果、薬の血中濃度が高くなり、場合によっては極めて危険な状態になりかねません（**図2.13**）。

　飲み薬は通常、水や白湯で飲むことになっていますが、これは、薬が食道などの粘膜にくっついて炎症を起こすような事態にならないようにするためです。どうしても水や白湯がないときには、他の液体を頼ることになりますが、たとえば、テトラサイクリン系の抗生物質やニューキノロンと称される抗菌薬を服用する際には、牛乳で飲んではいけません。牛乳にはカルシウムイオンが含まれていて、薬物と結合してその吸収が邪魔されることがあるのです。また、牛乳と腸で溶けるタイプの医薬品の相性も良くありません。牛乳が胃酸を中和してしまう結果、酸性状態の胃では溶けずに腸で溶け出す予定の薬が胃で溶けてしまったりするからです。

　他の飲み物や食べ物と一緒に服用してはいけない薬もあり、この節にはその代表的なものを示しますが、このような問題のある組み合わせについては最近、明らかになったものも多々あります。これらの薬については必ず薬剤師の服薬指導に従ってください。

2.5.1　グレープフルーツジュースと医薬品

　先に、ワルファリンを服用する場合には納豆を食べてはいけないという、問題のある「薬と食べ物の組み合わせ」について述べましたが、ある種の薬剤とグレープフルーツジュースの組み合わせにも問題のあることがわかりました。

　身体に取り込まれた医薬品の代謝は多くは肝臓や小腸にあるCYP（Cytochrome P450）という酵素によって行なわれます。この際、この酵素を阻害する飲食物があり、その有名なものに、グレープフルーツジュースがあります。グレープフルーツジュースは、薬剤の代謝に関わる酵素CYPのうち特にCYP3A4という酵素の作用を阻害します。このことによって、体内における当該薬剤の濃度が下がらなくなり、結果として薬剤の過剰投与ということになるのです。そのような医薬品としては、降圧剤のカルシウム拮抗薬やコレステロールを下げる薬、不整脈の薬などがあります。

　グレープフルーツジュースに含まれるこのような作用をする成分にはベルガモチンやジヒドロキシベルガモチンなどが知られています（**図2.14**）。これらの薬が交付される際には必ず、薬剤師から服用に際しての注意（服

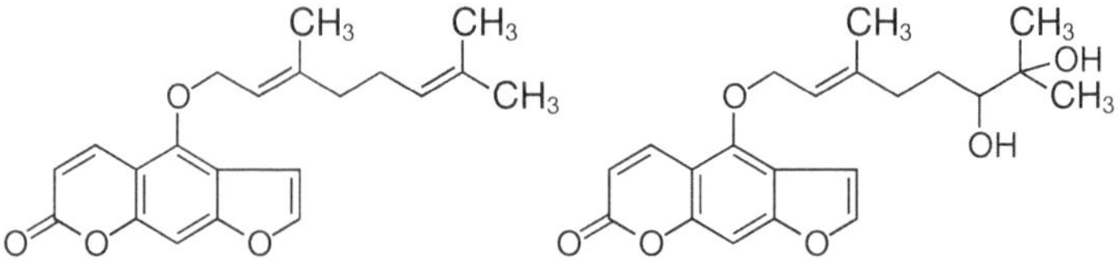

ベルガモチン　　　ジヒドロキシベルガモチン

図 2.14　ベルガモチンとジヒドロキシベルガモチン

薬指導）があるはずです。治療のために薬を服用することが身体に危険なことになってしまっては困ります。服薬指導をよく守ってください。

私たちはまだ私たちの知らないこのような「危険な薬と食べ物の組み合わせ」、すなわち「現代風食べ合わせ」がたくさんあるのではないかと疑う必要があると思います。次に述べる MAO 阻害作用をもつ医薬品にも気をつけなければなりません。

またハーブの、セントジョンズワートが肝臓における薬物代謝酵素のはたらきを促進されることが知られています。そうすると、薬物の代謝が進み、その効果が弱くなってしまいます。セントジョンズワートによって代謝が促進されてしまう薬物には、リドカインやジギトキシン、テオフィリン、シクロスポリン、シンバスタチン、ワルファリンカリウムなどがあります。

2.5.2　チラミン・ヒスタミン含有食品と医薬品

アルカロイド（生体アミンともいいます）のチラミン（**図 2.15**）は、体内で間接的に交感神経を興奮させ、交感神経終末からノルアドレナリンを遊離させる作用をもっています。通常、食品中のチラミンは腸管壁や肝臓のモノアミンオキシダーゼ（Monoamine oxidase：MAO）によって速やかに酸化分解されるために問題は起きません。

しかしながら、医薬品の中には MAO 阻害作用をもっているものがあり、その作用によってチラミンの

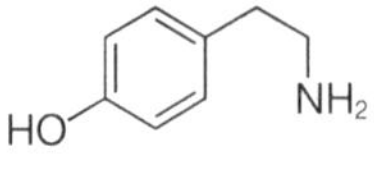

図 2.15　チラミン

作用が強く発現してしまうことがあります。なお、チラミンに対する感受性の個人差は4倍程度あるともいわれています。

　このようなMAO阻害作用をもっている医薬品の中で代表的なものがイソニアジド（INH）です。イソニアジドは現在でも抗結核薬としてリファンピシンやエタンブトールと併用される薬剤ですが、イソニアジドはMAO阻害活性を有しているため、この薬剤を服用中にチラミン含有食品を摂取することにより、チラミンが体内に蓄積してしまうことになり、動悸や発汗・頭痛・血圧上昇・悪心・嘔吐などの症状があらわれてしまうことがあります。チラミンはチーズやビール、ワイン、コーヒーなどに含まれていて、中でも熟成チーズには多く含まれています。

　イソニアジドはチラミンの体内蓄積作用の出る薬剤の代表例ですが、そのほかにもこのようなMAO阻害作用を有する薬剤がありますから、薬剤師による服薬指導によくしたがっていただきたいところです。

　10.10.6でアルカロイドでもあり、生体アミンとも称されるヒスタミンによる中毒について述べます。イソニアジドはこのヒスタミンの代謝に関係するN-メチルヒスタミンオキシダーゼ（N-methylhistamine oxydase）というMAOを阻害し、ヒスタミンを蓄積させる作用を有するので危険です。ヒスタミンは赤身の魚などに多いことから、イソニアジドを服用する際には、薬剤師より「赤身の魚を避けるように」と服薬指導があると思います。

　以上述べたような医薬品と食べ物の組み合わせは、科学的に解明されている、いわば「現代風食べ合わせ（飲み合わせ）」とでもいえましょう。

食べ合わせに注意！

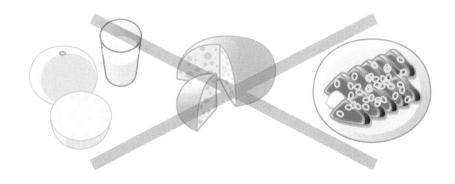

column 薬食同源と医食同源

　「薬食同源」という考え方は古く中国から伝わりました。薬と食べ物とは源が同じであるという思想です。食べ物と薬との関係というものは、私たちが普段考える以上に深いと思われます。

　食べ物の中には私たちの体調に影響を与えるものが多くあります。大根おろしを食べると消化に良いとか、ヤツメウナギは目に良いとか、健康のために黄緑色野菜を食べましょうとか、ショウガは体を温めるとか、元気を付けるためにはニンニクを食べましょうとか……。このようなたぐいの言葉はたくさん耳にすることでしょう。結局これらは食べ物がときに薬の役割もしているためと考えて間違いありません。

　かつて、わが国には旧暦の5月5日に「薬狩り」という風習がありました。611年5月5日、推古天皇は奈良県の兎田野に、鹿の生えたばかりの若い角や薬草の採集に訪れています（**図2.16**）。その後、薬狩りは恒例行事になったと『日本書紀』には記されています。鹿の角を「鹿茸」といい、不老長寿の三大妙薬の1つとされました。薬草の中には菖蒲やヨモギなどの香りの強いものもあって、後に、今日に続く、菖蒲湯に入ったり、粽を食べたりする風習につながります。また、「薬玉」といって、香りの強い沈香や丁子を綿の袋に詰めて玉とし、菖蒲やヨモギを添えて5色の糸で玄関に吊るすことも行なわれました。

　ちなみに、陰陽思想では、奇数は陽で、他の1、3、7、9の日もいずれも薬と関わっていて、1月1日は「お屠蘇」（1年の邪気を払う意味で、酒やみりんで様々な生薬を浸け込んだ薬草酒を飲む）、3月3日は「桃の節句」（桃の種子から調製される「桃仁」は女性の疾患に効果があるとされます）、7月7日の七夕の飾りは薬玉に関連がありますし、9月9日の重陽の菊の節句には、5月5日にかかげた薬玉を菊花を絹に包んだものに取り替える風習がありました。

　重陽とは陽数の極みである9が重なるという意味で、平安時代には邪気を払う菊を飾ったり、菊の花を浸した菊酒を飲み長寿を祝ったのです。清少納言の『枕草子』にも「九月九日の菊を、あやしき生絹のきぬにつつみてまいらせたるを、おなじはしらにゆひつけて月頃ある薬玉にときかへて

ぞ棄つめる」(39段中葉)とあります。

　なお、冬に保温・保健のために鹿や猪の肉を食べることを、「薬食い」と呼ぶこともありました。

　一方、私たちの祖先は種々の食べ物を欠くことによって病気になることも知りました。新鮮な野菜や果物を欠くことにより壊血病になることを知り、玄米食から白米食となることによって脚気を引き起こすことや、さらにはトウモロコシを主食とすることによってペラグラを引き起こすことも知りました。これらは現在、それぞれビタミン C、ビタミン B_1、そしてトリプトファンの欠乏症であると解明されています。よって、これらの欠乏症（病気）に対しては、ビタミン C、ビタミン B_1、そしてトリプトファンを含む食事は薬となるわけです。

　先に述べましたように、わが国には薬食同源という言葉が中国から伝わりましたが、なぜか、「薬」という字が化学薬品（ケミカル）を思い起こして誤解されるということかららしいのですが、わが国では薬食同源の代わりに「医食同源」という言葉が考え出されました。それは 1972 年のことで、NHK テキスト『きょうの料理』9 月号に発表されました。考え出したのは、東京都で医院を開業していた新居裕久氏（1928 ～ 2008）です。なお、今日では、「医食同源」という言葉は中国に逆輸入されているとのこと。

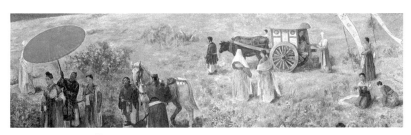

図 2.16　611 年の薬狩りの様子
(関口隆嗣他『薬狩』(星薬科大学本館壁画、1943))

第3章 体内への薬の入り方

第 **3** 章

私たちは医薬品を様々な方法で体内に取り入れますが、ここではその方法について述べていきましょう。体内に入った医薬品はそののち、いずれも、「吸収」「分布」「代謝」「排泄」という過程をたどることになります。この4段階を薬物体内動態といい、前章にて概説しました。この章ではその前段階である医薬品の体内への取り入れ方について解説しましょう。

3.1 経口

経口投与は、薬を口から入れる方法で、PO ともいいます。食べ物と同様の摂取方法です。薬は胃や小腸などで吸収されることになりますが、製剤の工夫で胃では吸収されずに小腸に至ってから吸収されるようにすることも出来ます。これを腸溶錠と呼びます。

医薬品を経口で服用する場合の服用時間については、頓服薬のように、発作時や症状のひどいときなど、必要に応じて服用する場合のほかは、起床時（起きてすぐ）、食前（食事の30分～1時間前）、食直前（食事のすぐ前）、食直後（食事のすぐ後）、食後（食後30分以内）、食間（食後2時間程度）そして、就寝前（就寝前30分以内）の区別があります。

食事によって、経口薬物の吸収率が影響を受けることがあります。薬物は一般に経口投与の場合、空腹時投与のときに血中濃度がより高くなります。そして、薬物の中には、図3.1の薬物 X のように、食後投与でも血中濃度があまり低くならないものもあります。一方、薬物の多くは、**図3.1**の薬物 Y の例にみられるように、食事と一緒あるいは食後すぐに服用すると、吸収率の低下により薬効が低下する場合があります。

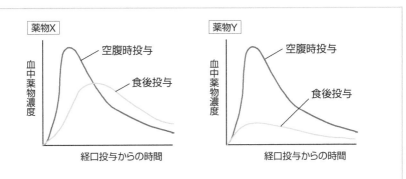

図 3.1 経口投与後の血中薬物濃度の変化
（丸山敬、『休み時間の薬理学　第 2 版』、講談社、61 頁（2015）より）

注射と坐薬

　1853 年に注射器が発明されたことが、その後の医薬品の使用のされ方に大きな影響を与えたことは間違いありません。ただ、注射器が発明された時期はモルヒネが単離されてまもなくのことでした。そして、時はアメリカの南北戦争の時期。当時の医師たちは、戦争で負傷した兵隊たちに見境なくモルヒネの注射による投与をしていたのでした。今だったらすぐに予想がつくことですが、当然ながら、兵隊たちの間に「モルヒネに対する依存症」が蔓延します。当時、これらの依存症を「兵隊病」と呼んでいたとのこと。

　注射には、静脈注射や筋肉内注射、皮下注射などの方法があります（**図3.2**）。

　静脈注射をすると薬が血管に直接入ります。すなわち、投薬と同時に

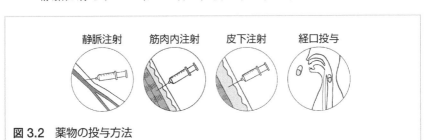

図 3.2 薬物の投与方法

100％体内に吸収されていることになります（**図3.3**）。

　一方、坐薬とは、肛門や腟を経由して薬物を投与する方法ですが、この場合も、直腸静脈や腟粘膜の静脈から静脈に薬物が入るので、医薬品を血管に直接入れるのと同じような効果が得られます。たとえば、幼児が熱性けいれんを起こしているような場合などには大変に有用な方法です。

　この際、抗けいれん薬のダイアップ®（薬効成分はジアゼパム）と解熱薬のアンヒバ®（薬効成分はアセトアミノフェン）を投与するとしたら、まずダイアップ®を投与した後、30分以上たってからアンヒバ®を投与しなければなりません。すなわち、水溶性基剤にジアゼパムを含有しているダ

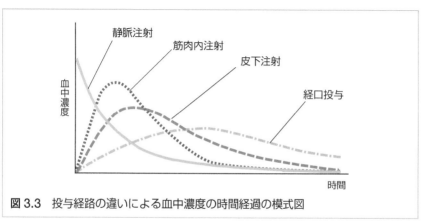

図3.3　投与経路の違いによる血中濃度の時間経過の模式図

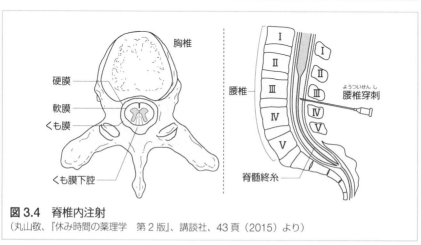

図3.4　脊椎内注射
（丸山敬、『休み時間の薬理学　第2版』、講談社、43頁（2015）より）

イアップ®坐剤をまず投与し、ジアゼパムが十分に吸収されてから、基剤に油脂が使われているアンヒバ®坐剤を投与する必要があります。なぜなら時間をあけずにアンヒバ®坐剤を使うと、その油脂に脂溶性のジアゼパムが溶け込んでしまい、吸収が妨げられるおそれがあるからです。

注射の一種である脊椎内注射（通称：髄注）は、血液脳関門があるために薬物が到達しにくい脊椎に直接投与する方法で、くも膜下腔に薬物を注入します（**図 3.4**）。

3.3 浣腸

浣腸（灌腸）とは、肛門および直腸を経由して腸内に液体を注入することをいいます。主に便秘の治療や、検査や手術前、出産時の腸管内排泄物除去のために行なわれ、薬剤としては、グリセリン液やクエン酸ナトリウム溶液が使用されます。

浣腸の主な目的としては、便やガスの排泄促進や大腸内の洗浄（洗腸）ですが、近年は、この目的では下剤を用いる場合が多くなっています。

なお、大腸を経由した薬剤の投与や、食事が困難な患者に対する水分や栄養補給のための浣腸が行なわれることもありましたが、現在では、前者の目的には坐薬、後者の目的には点滴が応用されることがほとんどとなりました。

3.4 点眼と点鼻

点眼や点鼻は特殊な容器を使用して薬を眼や鼻に直接投与することをいいます。

点眼薬は注射薬と並んで、製法が難しいといわれます。そのわけは、薬剤の安定性が良く、無菌性でその上、無刺激性でなければいけないからです。すなわち、寒冷にさらした際に結晶が析出するようなことがあってはいけませんし、薬物などが空気や光、熱で変化してしまってもいけません。また、薬剤の容器のキャップをとっても無菌性が維持される必要がありま

す。この目的のため、塩化ベンザルコニウムなどの防腐剤が応用されることがあります。

　一方、近年は花粉症をわずらう人が増え、点鼻薬が種々出回っています。花粉症の点鼻薬としては主に抗ヒスタミン薬が配合されています。抗ヒスタミン薬にも眠気をもよおさないものなど、種々のものが開発されています。

3.5　吸入と皮膚からの浸透

　抗インフルエンザ薬の中には吸入という手段で服用するものも出てきました。また、モルヒネのような薬物を徐放剤として皮膚に貼り付ける方法にて投与する方法も開発されています。さらに、いわゆる膏薬というジャンルはわが国の得意分野とされています。塗り薬や貼り薬の中には消化管を経由しないで薬が直接患部に到達するものもあるわけです。このような種々の薬物の投与方法の開発は薬剤学の大変に重要な分野です。そして、この方法をDDS（Drug Delivery System）といいます。

3.6　徐放錠

　徐放錠とは、わざと少しずつ溶けるように設計してある医薬品のことです。投薬回数を少なくして1回で長く効き目を持続させるように工夫してあるのです。徐放錠の代表的なものには、疼痛緩和目的で使用するモルヒネ（MSコンチン®）や気管支拡張薬のテオフィリンなどもあります。

薬膳料理と七種粥

　薬膳料理の調理の際にはその方法に注意すべきです。これまでの食べ方にはそれなりの理由のあることも多いのです。たとえば灰汁抜きですが、灰汁抜きは普通は食べる際の食味を向上させるえぐみ成分を除くような意味合いがあります。しかし、えぐみ成分の中にはシュウ酸のような毒作用を有するものもあり、このような化合物を除くこともなされていることになります。ワラビの灰汁抜きの場合にはプタキロサイドという発がん作用成分も除かれているのです。

　食べ物の中には種々の薬理作用が知られているものがあります。たとえば、赤小豆には利尿作用があって、昔は脚気の治療にも用いられました。

　薬膳料理としては、直接的にはっきりした薬理活性を望むということよりも、このような穏やかなしかも何らかの望ましい作用のあるものを私たちの生活の中にうるおいとして取り入れていくという気持ちが大切ではないかと思います。

　薬膳料理といって良いかどうかはおまかせしますが、わが国には「七種粥」という行事があり、正月7日に春の七種の植物を入れた粥を食べる習慣があります。なんともいえぬ春の息吹の感じられる行事でもあります。

　春の七種は、四辻左大臣（四辻善成／1326～1402）により、「セリ　ナズナ　ゴギョウ　ハコベラ　ホトケノザ　スズナ　スズシロ　これぞ七草」と詠まれています（**図3.5**）。しかしながら、もともとは特に決まりはなく、いわば何でもかんでも入れていたらしく、たとえば、雪の深い秋田では前記の七種は手に入れがたいので、「セリ、ゴボウ、ダイコン、タラの芽、キノコ、油揚げ、ネギ」などを用いるとのことです。また、後世には単にナズナまたはアブラナのみを用いる場合もあったとのことです。なお、上記のホトケノザとは、現在、小鬼田平子（コオニタビラコ、キク科）と呼ばれている植物のことです。

　春の七種に対して、秋の七種は「萩　尾花　葛　撫子　女郎花　藤袴　朝顔」があげられています。この中で、朝顔は現在の桔梗のことであるといわれています。『万葉集』に収載されている山上憶良（660（？）～733（？））による秋の野の花を詠める歌2首として、「秋の野に咲きたる

花を指折りてかき数ふれば七種の花」（巻8-1537）と「萩の花尾花葛花な
でしこの花女郎花また藤袴朝がほの花」（巻8-1538）があり、これらの花
があげられているわけです。

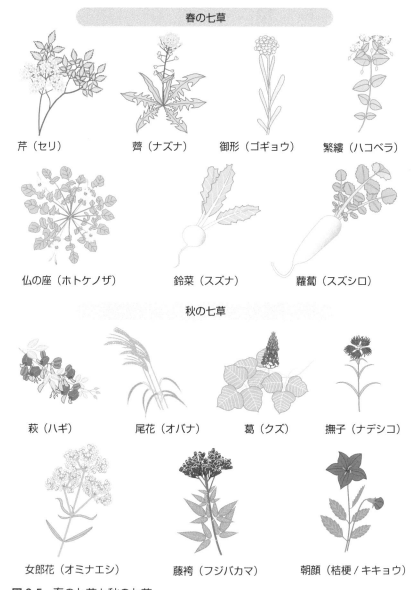

図 3.5 春の七草と秋の七草

第4章 自律神経系に作用する薬

第 4 章

自律神経系とは、知覚および運動を司る体性神経系に対して内臓の平滑筋や心筋、各種の分泌腺を支配する神経系をいいます。すなわち、消化や循環、体温調節、生殖、呼吸などの生命維持に不可欠な機能を支配しており、別名を植物神経系ともいいます。

自律神経系に支配される各器官は原則的に交感神経と副交感神経によって二重支配を受け、しかも両神経の作用は互いに相反している場合が多いのです。このことを自律神経系の拮抗的二重支配といいます。

4.1 自律神経系の情報伝達機構

自律神経系（**図4.1**）は、解剖学的にも機能的にも「交感神経系」と「副交感神経系」との2つに分けられます。この両神経系の共通の特徴は、脳脊髄中の中枢から出た神経線維が直接支配臓器に達することなく、必ず、途中に神経節（ganglion）があって、そこでニューロン（neuron）の交代を行なうことです。そして、神経節にはシナプス（synapse／中継部）という隙間があります。なお、その前後の神経線維を節前線維と節後線維といいます。

神経興奮が神経線維上を伝わるのを興奮の伝導と呼ぶのに対し、神経興奮がシナプスを渡って伝わることを興奮の伝達といいます。この神経興奮の伝達の際には、化学物質がその役割を果たしていることがわかり、これを化学伝達説といいます。

神経興奮の伝達に関わる化学物質（伝達物質）として、具体的には、交感神経系における節前線維と節後線維の間にあるシナプスにおいては、アセ

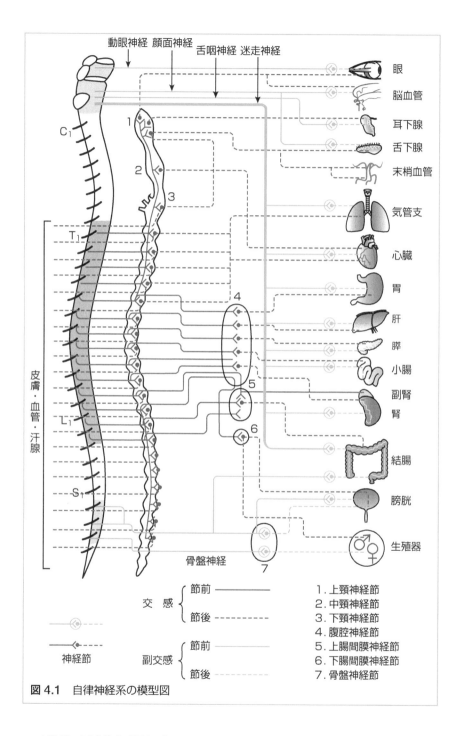

動眼神経　顔面神経　舌咽神経　迷走神経

C₁

T₁

皮膚・血管・汗腺

L₁

S₁

1
2
3
4
5
6
7

眼
脳血管
耳下腺
舌下腺
末梢血管
気管支
心臓
胃
肝
膵
小腸
副腎
腎
結腸
膀胱
生殖器

骨盤神経

交　感 ｛ 節前 ———
　　　　｛ 節後 -------

神経節　　副交感 ｛ 節前 ———
　　　　　　　　　｛ 節後 -------

1. 上頸神経節
2. 中頸神経節
3. 下頸神経節
4. 腹腔神経節
5. 上腸間膜神経節
6. 下腸間膜神経節
7. 骨盤神経節

図 4.1　自律神経系の模型図

チルコリン（ACh）が、また、節後線維から支配臓器に至るシナプスではノルアドレナリン（NAdr または NA）が伝達物質となっています。また、汗腺に至るシナプスでは、いずれも ACh がその役割を担っています。一方、副交感神経系および後に述べる運動神経系においては、いずれも ACh が伝達物質となっています。

　交感神経系においては、多くは図において脊髄内にとびとびに存在することが見てとれる幹神経節においてニューロンを交代し、節後線維となって支配臓器に達しますが、一部は幹神経節を素通りしてさらに末梢の神経節でシナプスをつくり、節後線維になって支配臓器に至っています。

　一方、副交感神経系の節前線維には脳神経（中脳や延髄）の中を通るものと仙髄から出て骨盤神経に入るものがあります。神経節は交感神経系の場合と異なり支配臓器の近くまたは臓器内にあります。

4.2　自律神経興奮薬と遮断薬

　交感神経興奮薬の主なものとしては、前出のアドレナリン（エピネフリン）やノルアドレナリン（ノルエピネフリン）のほか、エフェドリン、覚醒アミン類、花粉症などに応用されるナファゾリン塩酸塩などが知られています。一方、副交感神経遮断薬としてはアトロピンやスコポラミン、アトロピンの化学構造を一部変えたホマトロピンなどが知られています。

4.2.1　アトロピンとホマトロピン

　中世のヨーロッパには錬金術師と称される人々が闊歩しました。また、魔女の存在が喧伝され、特に薬草を使う人たちが多く魔女という嫌疑をかけられて殺されました。中でも、アルカロイドのアトロピン（atropin）が得られるマンドラゴラ（ナス科／マンドレークともいう）と魔女はよく結びつけられたようです。

　マンドラゴラについては、まだ魔女という概念もなかった時期に、ジャンヌ・ダルク（Jeanne d'Arc, 1412 頃～ 1431）がいわれのない宗教裁判にかけられた際、「マンドラゴラの霊力に頼った」ことがあの活躍の原動力であったという因縁もつけられたことが知られています。曰く、《被告ジャ

ンヌはときどき懐にマンドラゴールの根を持ち歩く習慣があり、これにより財産や俗事において幸運を掴みたいと望んでいた。被告はこのマンドラゴールにはそうした効能があったと承認した》（高山一彦編訳『ジャンヌ・ダルク処刑裁判』、1971、177 頁より）。

　わが国でも、いずれもナス科のハシリドコロや帰化植物のチョウセンアサガオ（**図4.2**）などは、アトロピンおよび関連のアルカロイドが得られる植物として知られ、これらの誤食による事故も毎年のように起きています。

　アトロピンが得られる植物には、マンドラゴラ（マンドレーク）のほか、ハシリドコロ、ベラドンナ、ヒヨス、シナヒヨス、エンゼルストランペット、チョウセンアサガオ、ケチョウセンアサガオ、アメリカチョウセンアサガオなどがあります。

　少量のアトロピンには鎮痙作用があり、胃腸薬にも配合されています。また、アトロピン含有植物としてわが国に自生している植物にはハシリドコロが知られています。ハシリドコロという名称はこの植物を口にすると「走り回る」ことに由来します。「トコロ」とは根の意味です。アトロピンを大量に服用すると記憶が飛ぶといわれています。すなわち、アトロピンが得られる上記のような植物を口にして中毒した場合、その中毒に至った状況を覚えていないこともアトロピンによる中毒の特徴です。医薬品としては種々の生薬がロートコン（日本薬局方名称）として配合されていますが、本来のロートコンの基原植物はシナヒヨスです。

　なお、先に、ジャンヌ・ダルクが宗教裁判にかけられた際に、その裁判書類にマンドラゴラが出てくることを述べましたが、その時代のあとの魔女伝説にはアトロピンを含む薬物による作用が関連するのではないかと思われるふしがあります。アトロピンは大量に服用すると上記のように向精神作用が出現するからです。アトロピンとコカイン（後述）の化学構造はよく似ていることや、アトロピンの化学構造の一部は神経伝達物質のアセチルコリンと重なる（**図4.3**）ことに注目すれば、これらの化合物

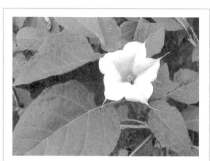

図4.2　チョウセンアサガオ
（東北大学薬用植物園にて）

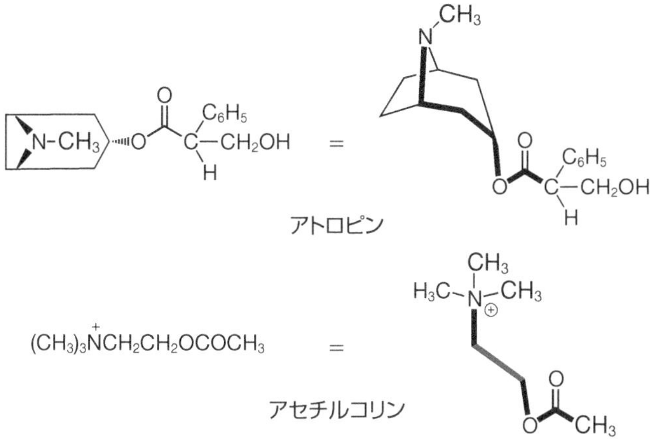

図 4.3　アトロピンとアセチルコリンの化学構造類似性の比較

の作用も類推されましょう。

　江戸時代末期の華岡青洲は世界初の全身麻酔薬である「通仙散」を開発しましたが、この全身麻酔薬の主成分の1つはチョウセンアサガオであったことが知られています。

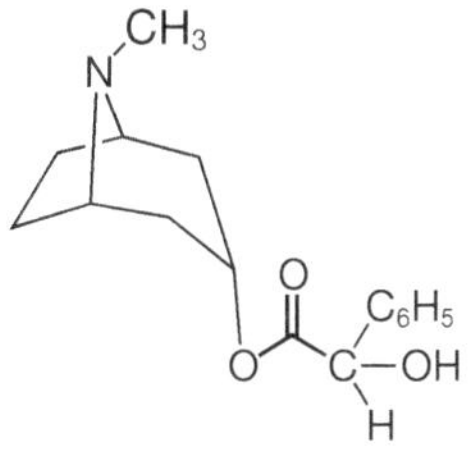

　ホマトロピン（homatropine、**図 4.4**）はアトロピンの一部（側

図 4.4　ホマトロピン

鎖といいます）をマンデル酸に変えた化合物で、天然には存在しない半合成化合物です。その薬理作用はアトロピンに似ていますが、やや弱く、持続性が短いのが特徴です。主に、点眼して散瞳・調節麻痺に応用しますが、その回復が速やかで、24時間以内には正常に戻ります。

4.2.2　ハシリドコロ（毒草が薬草に）

　ハシリドコロ（**図 4.5**左）はわが国に自生するナス科の宿根草で、この植物の全草からは、アトロピンが得られます。前述のように、アトロピンはベラドンナ（図 4.5右）やチョウセンアサガオなどからも得られます。アトロピンにはシナプスにおいて ACh の代わりに受容体にはまり込んでし

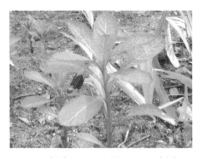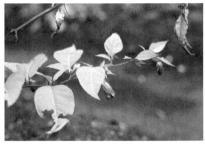

図 4.5 （左）ハシリドコロと（右）ベラドンナ
（左：東北大学薬用植物園にて　右：福島県会津若松市御薬園にて）

まって興奮の伝達を阻止するために副交感神経抑制作用があり、瞳孔括約筋を弛緩させることから、瞳孔を開く作用があります。また、アトロピンを大量に服用すると、大脳の運動領の興奮をきたし、精神発揚、幻覚、錯乱、狂躁状態となることが知られています。

　少し、専門的な話になりますが、アトロピンは植物内では (−)-ヒヨスチアミンとして含まれているものの、抽出に際して、分子の一部に変化（ラセミ化）が起こってアトロピンに変化するのです。よって、ここではあえて、「アトロピンが得られる」という表現をし、「アトロピンが含まれる」という表現を避けました。

　これらの植物の中で、ハシリドコロはシーボルト事件に関係した植物でもあります。すなわち、シーボルト（P. F. Siebold, 1796 ～ 1866）が来日中の 1827 年に、清原重巨による『有毒草木図説』が刊行されました（復刻版：八坂書房（1989））が、この書のハシリドコロの挿絵には、当時の著名な本草家の水谷豊文（1779 ～ 1833）による画（**図 4.6**）が使用されています。この本の原本が刊行された前年の 1826 年、江戸滞在中のシーボルトをたずねた眼科医の土生玄碩（1762 ～ 1848）は、シーボルトが持っている瞳孔を広げる薬（ベラドンナ）の分与を願い出ました。シーボルトが分けてくれたベラドンナを眼科手術に用いるとまさに患者の瞳孔が開きます。しかし、やがて薬が切れてしまい、土生はもう一度シーボルトに分与を強く願い、その際、将軍から与えられた葵の紋服を贈りました。シーボルトは、再分与はしませんでしたが、「日本にも同じものがある」と画で教えてくれたのが、毒草としてすでに知られていた上述のハシリドコロで

した。その画はおそらく、上述の本に使用したものでしょう。これが、わが国でハシリドコロをベラドンナに代用した嚆矢であると思います。ハシリドコロは外見もベラドンナによく似ています。

その2年後の1828年、長崎の港に停泊していたオランダ船コルネリウス・ハウトマン号は、折り悪しく吹きあれた台風のために岸に乗り上げて大破、帰国にそなえて同船に積み込んでいたシーボルトの荷物は陸揚げされ、役人の臨検を受けました。その中に、幕府天文方の高橋景保（1785〜1829）の贈った「大日本沿海輿地全図（伊能忠敬作）」の写しとともに、土生の贈った葵の紋服が見つかり大問題となってしまいました。土生や高橋は捕えられ、牢死し

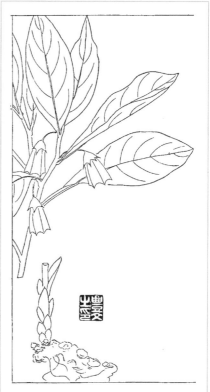

図4.6　水谷豊文によるハシリドコロの画（清原重巨『草木性譜・有毒草木図説』八坂書房、190頁（1989）より転載

た高橋は死体に対して改めて打ち首による死罪、土生も改易となりました。結局、シーボルトの門人も含めて50余名が刑に服することになり、シーボルトも国外追放・再渡航禁止となって、翌年、長崎をあとにします。これが、いわゆる「シーボルト事件」のあらましとされますが、事件の露顕のされ方には別の説もあることをつけ加えておきます。

4.2.3　他の自律神経遮断薬

他の交感神経および副交感神経遮断薬としてはTEAやヘキサメトニウム、デカメトニウム（**図4.7**）が知られています。

ヘキサメトニウム（hexamethonium）は神経節細胞のACh受容体にACh

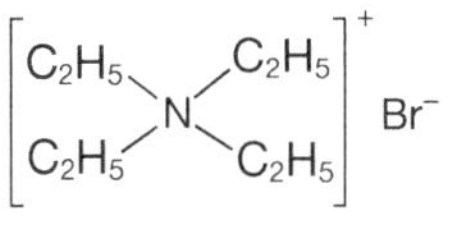

TEA

$(CH_3)_3\overset{+}{N}(CH_2)_n\overset{+}{N}(CH_3)_3$

ヘキサメトニウム　n=6
デカメトニウム　n=10

図 4.7　TEA とヘキサメトニウム・デカメトニウム

と競合的に結合する神経節の競合的遮断薬です。ヘキサメトニウムに先立って、同様の作用をするものとして TEA（tetraethylammonium、テトラエチルアンモニウム）塩が発見され、血管けいれんや高血圧症に使われましたが、内服では無効で耐薬性が生じやすく、作用時間が短いという欠点があります。

これに対して、ヘキサメトニウムやデカメトニウム（decamethonium）の薬理作用は TEA と同じですが、はるかに強力で、交感神経節遮断作用は TEA の約 20 倍、副交感神経節遮断作用は約 7 倍で、作用持続時間も 3 ～ 4 倍長いとされます。よって、TEA と同様、血管けいれんによる疾患や中程度～重症高血圧症に用いて血圧下降作用があります。

これらの薬物の作用は競合的遮断作用（**図 4.8**）といい、神経節細胞の ACh 受容体に ACh と競合的に結合して遮断します。すなわち、神経節において、ACh よりも先に受容体に入り込み、ACh の受容体への結合を阻止することによって伝達を遮断するのです。

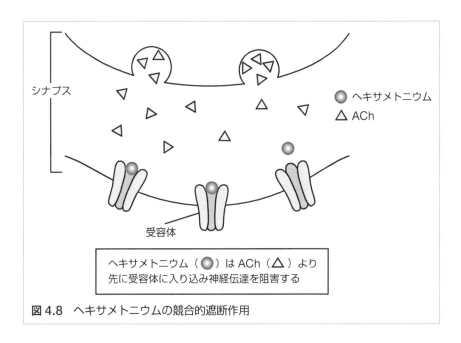

シナプス

● ヘキサメトニウム

△ ACh

受容体

ヘキサメトニウム（●）は ACh（△）より
先に受容体に入り込み神経伝達を阻害する

図 4.8 ヘキサメトニウムの競合的遮断作用

column　ゴボウとナスとチョウセンアサガオ

野菜のゴボウの根は有毒植物であるチョウセンアサガオ（ナス科）の仲間の根と大変よく似ており、ゴボウと間違ってチョウセンアサガオ類の根を金平牛蒡（きんぴらごぼう）のように調理して食べて中毒した例が複数知られています。

1972 年、群馬県沼田市において、ヨウシュチョウセンアサガオの根をゴボウと誤認し、金平牛蒡様に調理したもので計 8 人が中毒する事件が起きました。この事件においては、市内に住むある家庭の主婦がろれつがまわらなくなり、うわごとをいい、血圧が高くなって歩けなくなったことに始まります。

その主婦を入院させたのち、集まった親戚の人たちが、奥さんが調理していた金平牛蒡様のものを食べたところ、10 ～ 30 分くらいのうちに次々に中毒しました。結局、奥さんも親戚の人たちも金平牛蒡様に調理したヨウシュチョウセンアサガオの根由来のアトロピン系アルカロイドのアトロピンやスコポラミン（**図 4.9**）による中毒に陥ったのでした。このときの中毒者はだいたい一昼夜で徐々に回復に向かったとのことですが、アトロピン系アルカロイドの中毒は記憶障害が特徴であり、この一件でも中毒者は中毒を経験したことも覚えていなかったといいます（田所作太郎『麻薬と覚せい剤』、1998、11 頁）。

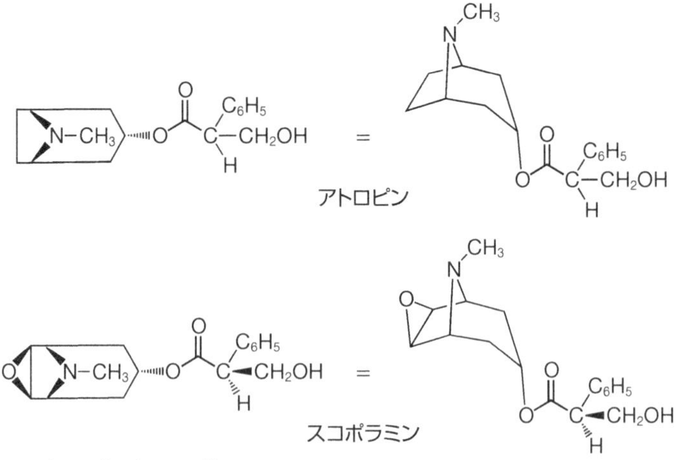

図 4.9　アトロピンとスコポラミン

また、1984年には東京都の主婦がナス科のハシリドコロの芽をフキノトウと間違えて採取して食べ、7人が中毒する事件も起きています。ハシリドコロにもアトロピン系アルカロイドが含まれており、この植物を誤って口にするとわけもわからず興奮して走り回ることからハシリドコロという名前が付きました。

　さらに、2006年5月には、沖縄県において、ナスを食べたことによるアトロピン系アルカロイド様の食中毒が発生したとの連絡が沖縄県衛生環境研究所にありました。患者は50代の夫婦で、はじめに妻がふらついて、ろれつ困難となって、意味不明の話をするなどの症状を訴え、ついで夫にも同様の症状が確認されました。この夫婦はそれぞれ、発症の3時間前に自家栽培したナスを加えたスパゲティミートソースを摂食していたことから、そのナスによる中毒かと研究所に問い合わせたものといいます。実はこの自家栽培したナスは、チョウセンアサガオに接木をしたナスであることが判明しました。そして、件のミートソースの残品や患者の血清を分析したところ、チョウセンアサガオの有毒成分であるアトロピンやスコポラミンが検出されました。このことから、チョウセンアサガオに接木して栽培したナスにはチョウセンアサガオの有毒アルカロイド類が蓄積することが判明したのです（沖縄県衛生環境研究所『衛環研ニュース』、No.13、2006）。このチョウセンアサガオに接木されたナスのチョウセンアサガオ成分による中毒事件は日本初の報告と思われ、その顛末は学会誌にも掲載されました（大城直雅、國吉和昌、中村章弘、新城安哲、玉那覇康二、稲福恭雄、食品衛生学雑誌、49巻5号、376〜379頁（2008））。

　同様のアルカロイドが含まれる植物としてヨーロッパではベラドンナやマンドラゴラが知られており、このことについては本文に書いた通りです。

　以上のように、アトロピン系アルカロイドが得られる植物としては、いずれもナス科に属する、チョウセンアサガオや、ハシリドコロ、ベラドンナ、マンドラゴラ（マンドレーク）、エンゼルストランペット（キダチチョウセンアサガオ）など多くあります。これらの植物の主成分であるアトロピン系アルカロイドは鎮痙剤などとして現在でも医薬品として応用されていますが、薬用量以上を口にすると中枢神経系に作用して中毒するということになります。

第5章 体性神経系に作用する薬

ここでは、体性神経系の、特に運動神経に作用する薬について述べます。脊髄より出た運動神経はその終末部が筋肉側との間に神経筋接合部を介して情報が伝達されます。神経筋接合部における伝達物質はアセチルコリン（ACh）です。

5.1 体性神経系の刺激伝達

体性神経系の刺激伝達に関して、神経と筋肉との間に隙間のあることが、クロード・ベルナールによる巧妙な実験で明らかとされましたので、この実験研究のあらましを説明することにします。

5.1.1 クロード・ベルナールの実験

クロード・ベルナール（Claude Bernard, 1813 ～ 1878）はフランスの薬理学者で、後にクロード・ベルナールの実験と呼ばれるようになった巧妙な実験を通して、矢毒の一種であるクラーレの作用点を明らかにしました。クラーレの有毒成分は次の節で述べる d-ツボクラリン（d-Tc）という化合物です。そこで、ここでは d-Tc の作用として説明していきます。d-Tc を含んでいるクラーレの矢毒にやられると、全身の筋肉が弛緩して動けなくなります。クラーレについてはこの章末尾のコラムでまた触れます。

まず、カエルをうつぶせに台に固定して、左大腿部中央の皮膚をメスで縦にきり、その下にある筋膜をピンセットで開き、その中に並んでいる座骨動脈と座骨神経のうち、座骨神経を丁寧に分離し、下に細いタコ糸を通して、座骨動脈や筋肉をまとめて強く結紮します（**図 5.1**）。このことによ

り、左下腿の血流は止まり、座骨神経のみ分離されます。

このカエルの脊髄に電気刺激を与え、両方の後脚とも反応することを確認します。すなわち、この状況で電気刺激は両方の後脚に伝わっていることがわかります。次に、d-Tc をカエルの胸リンパ腔内に注射します。このことにより、カエルは数分で全身が弛緩するので、両方の後脚の固定を外します。

この状態で、**図 5.2** に示す実験を行ない、左脚の血管を結紮して注射をした結果、d-Tc が届かなかった左脚はその影響を受けずに神経と筋肉の間の情報伝

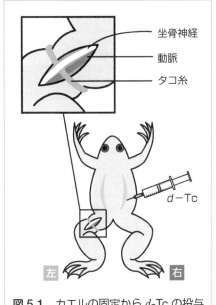

坐骨神経
動脈
タコ糸

d-Tc

左　右

図 5.1　カエルの固定から d-Tc の投与まで

達が起こり、d-Tc が届いた右脚のほうはその影響で神経の情報伝達が出来なくなりました。これらの結果を総合し、d-Tc の作用点は筋肉や中枢・末梢神経のいずれでもなく、神経線維と筋肉の間（神経筋接合部）であることが巧妙に証明されました。

5.2　筋弛緩薬

1520 年、マゼラン一行が南米パタゴニアに上陸したとき、随行兵士の一人が先住民の毒矢で死亡しました。これはヨーロッパ人がクラーレ毒を体験した最初の例とされます。クラーレとはインディオの言葉で「鳥を殺す」という意味を持つ「ウラリ」を起源としています。

19 世紀の末、ドイツのベーム（Rudolf Boehm, 1844 ～ 1926）はクラーレをその使われている容器によってツベ・クラーレ（竹筒クラーレ）、ポット・クラーレ（壷クラーレ）、そして、カラバシュ・クラーレ（瓢箪クラー

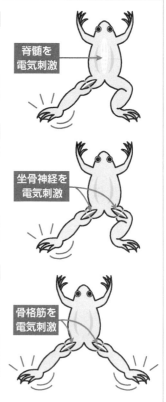

実験1 　脊髄に電気刺激を与える

結果 　左脚のみ反応し、右脚は反応しない。

結論 　*d*-Tc の作用点は中枢神経ではない。もし、*d*-Tc が中枢神経に影響を与えているならば、電気刺激をした際に、右後脚だけでなく左後脚も反応しないはずである。

脊髄を
電気刺激

実験2 　坐骨神経に直接電気刺激を与える

右脚も同様に坐骨神経を分離して、両足の坐骨神経に直接電気刺激を与える。

結果 　左脚のみ反応し、右脚は反応しない。

結論 　*d*-Tc の作用点は末梢神経にもない。もし、*d*-Tc が末梢神経に影響を与えているならば、電気刺激をした際に、右後脚だけでなく左後脚も反応しないはずである。

坐骨神経を
電気刺激

実験3 　骨格筋を直接電気刺激する

結果 　両脚とも反応する。

結論 　骨格筋自体は両後脚とも健全である。

骨格筋を
電気刺激

実験1から3の結論

d-Tc の作用点は末梢であるが、末梢神経や骨格筋自体ではなく、神経と筋肉との間（神経筋接合部）であると証明される。

図5.2 　電気刺激と *d*-Tc を投与したカエルの反応

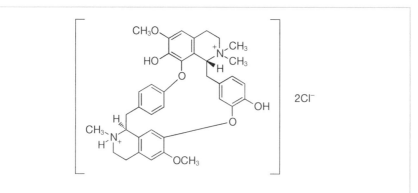

図5.3 　*d*- 塩化ツボクラリン

レ）の3つに分類しました。

　そのうちのツベ・クラーレと命名されたものの有毒成分が明らかにされ、
d-ツボクラリン（*d*-Tc と略称され、一般に *d*-塩化ツボクラリンとして使
用。**図5.3**）と命名されました。このアルカロイドは、後に筋弛緩薬とし
て臨床応用されることになります。*d*-Tc は破傷風や狂犬病などのけいれん
性疾患にも応用されます。

　また、*d*-Tc の化学構造をヒントにして、デカメトニウムやスキサメトニ
ウムのような合成筋弛緩薬や、ヘキサメトニウム（**図5.4**）のような血圧
下降薬が開発されました。スキサメトニウムは、いわゆる大阪愛犬家連続
殺人事件（1992 ～ 1993）と称される事件において使用された毒物です。
この事件が発覚したのは 1994 年のことでした。

　さらに、臭化パンクロニウム（**図5.5**）も筋弛緩薬として使用されてい

$$(CH_3)_3N^+ \ (CH_2)_n \quad N^+(CH_3)_3$$

デカメトニウム　　　n=10
ヘキサメトニウム　　n=6

$$(CH_3)_3N^+-CH_2CH_2OCOCH_2CH_2COOCH_2CH_2-N^+(CH_3)_3$$
$$X^- \hspace{9cm} X^-$$

スキサメトニウム　　X⁻はCl⁻など

図5.4　デカメトニウム、ヘキサメトニウム、スキサメトニウム

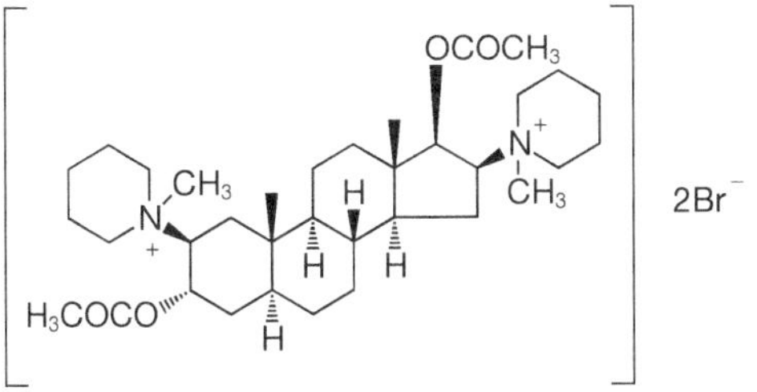

図5.5　臭化パンクロニウム

ます。これらの薬剤の作用機序は d-Tc と同じく、競合的拮抗作用による
ものです。

5.3 筋疾患や関節痛の薬

　筋疾患には種々あり、簡単に談じてしまうことは避けますが、ここでは
比較的単純な筋肉痛や関節痛に関連する薬についてのみ触れることにしま
す。たとえば腰痛や筋肉痛です。

5.3.1 腰痛・筋肉痛と塗り薬

　ヒトは 2 本足で歩くようになってから腰痛が始まったといわれます。い
わば人間の宿命というような疾病で、なんと、腰痛持ちは、成人の 10 人
に 1 人とも、5 人に 1 人ともいわれます。その中には、慢性筋肉性腰痛症
や、ぎっくり腰、椎間板ヘルニア、腰部脊柱狭窄症などがありますが、病
態についてのお話はさておき、ここで活躍するのが、塗り薬とともに、痛
み止めの貼り薬や湿布薬、いわゆる膏薬と称されるものです。膏薬という
薬剤はわが国の得意分野です。

　サロメチール® はサリチル酸メチルを主成分とした軟膏の名前です。患
部にすりこむと皮膚を通して吸収され、炎症や痛みを和らげて、運動前後
の筋肉疲労、打撲、捻挫、関節炎などに奏効します。また貼り薬（プラス
ター）としてのサロンパス® などは国民薬といっても良いほどの存在です。

　このような外用鎮痛消炎剤には種々の工夫もなされています。たとえば、
このような貼り薬としてやはり有名なトクホン® は、有効成分であるサリ
チル酸メチルが肩こりや腰痛、筋肉痛などの痛みを和らげる貼り薬ですが、
また、皮膚の炎症を抑えるグリチルレチン酸や血行を促進するビタミン E
酢酸エステル、そして、ひんやりと気持ちい使用感とさせる l-メントール
や dl-カンフルも配合されています。得られる効果と副作用とのバランス、
そして、体質と合うか合わないかなど、薬剤師のアドバイスを得ながら決
めることが肝要でしょう。

5.3.2　腰痛・筋肉痛と経口薬

　経口薬としては、バファリン®（主成分はアスピリン）やロキソニン®
（主成分はロキソプロフェンナトリウム水和物）、ボルタレン®（主成分は
ジクロフェナクナトリウム）などが応用されています。腰痛へのロキソニ
ン®やボルタレン®の服用も大変に効果的なことがありますが、薬剤師の
指示によく従って服用してください。

　以上に示した薬の主な成分の化学構造は6.4節に提示しています。

世界五大矢毒～獲物を得るための人類の工夫～

　世界各地をたずねて毒の研究をした石川元助（1913 ～ 1981）によれば、世界の矢毒はその毒の種類により、①アジアからヨーロッパに分布するトリカブト矢毒文化圏、②東南アジアに分布するイポー矢毒文化圏、③アフリカに分布するストロファンツス矢毒文化圏、そして、④南アメリカに分布するクラーレ矢毒文化圏、の4つの文化圏に分けられるといいます。著者はこれに、5番目の矢毒として、⑤中米のコーコイ（ヤドクガエル）矢毒文化圏を加え世界五大矢毒文化圏と呼びたいと思います（**図 5.6**）。

　次にこれらを解説しますが、いずれも人間が食べ物とする獲物を得るために見いだした毒です。これらの矢毒は吹き矢や銛の先に付けて使用され、いずれも大変に古い歴史を持ちます。このような毒の使用の文化がお互いに遠く離れた場所にて独立に発展したということに人類の知恵を感じます。

①トリカブト

　日本ではアイヌ民族がトリカブト（*Aconitum* sp.）の塊根をつぶしたものを矢毒として使用してきた歴史があります。漢方では、トリカブトの塊根のうち、今年芽を出した母根を烏頭、烏頭のわきについた子根を附子と称して使用されます。トリカブトの主たる有毒成分はアルカロイドのアコニチン（**図 5.7**A）です。

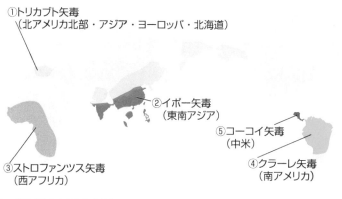

①トリカブト矢毒
（北アメリカ北部・アジア・ヨーロッパ・北海道）

②イポー矢毒
（東南アジア）

⑤コーコイ矢毒
（中米）

③ストロファンツス矢毒
（西アフリカ）

④クラーレ矢毒
（南アメリカ）

図 5.6　世界五大矢毒文化圏

②イポー

　マレー半島からインドネシア、フィリピンにかけての矢毒で、一般にウパス（毒薬の意味）あるいはイポーと称され、大まかに2つの系統の有毒植物からつくられます。

　その1つは、アンチアリス・トキシカリア（クワ科）で、インドネシアではこのものをウパスと称し、樹液に強心性（心臓毒）ステロイド系配糖体の α-アンチアリン（図5.7B）を主成分として含みます。その化学構造は、後述のG-ストロファンチン（7.3.1）やジギタリスの有毒成分であるジギトキシン（7.3.2）に類似しています。もう1つは、マチン科のマチン（ホミカ）やイグナチウスなどのいずれもストリキノス属の植物の種子（それぞれ馬銭子および呂宋果またはイグナチウスと称します）で、その有毒主成分であるアルカロイドのストリキニーネ（図5.7C）は特異な毒性を有する化合物で、投与後に刺激を与えると激しい強直性けいれんを起こします。インドでは馬銭子の薬用量を健胃薬として、また、呂宋果は欧州でも漢方でも薬用量を強壮興奮薬とします。馬銭子はかつて野犬を殺すのにも用いられました。1995年に発覚したいわゆる埼玉愛犬家連続殺人事件においては硝酸ストリキニーネで4人が殺害されています。

③ストロファンツス

　キョウチクトウ科ストロファンツス属植物の果実が使われ、このものからはG-ストロファンチン（図5.7D）（ウワバインともいいます）が得られます。このステロイド系化合物は獣医学領域では強心利尿薬として応用されます。その化学構造は先に②で述べたアンチアリン類やジギタリスの強心成分に類似しています。

④クラーレ

　この章の本文に述べたように、南米パタゴニアの先住民が使用していた矢毒のことで、クラーレから非常に強力な筋弛緩作用を有する d-ツボクラリンが得られ、このものが手術にも応用されるようになりました。

⑤コーコイ

　中米コスタリカなどに棲息するコーコイ（kokoi、**図5.8**）は別名をヤドクガエルといい、皮膚から有毒物質を分泌します。その有毒成分はNIH（アメリカ国立衛生研究所）で研究が進められ、主成分としてステロイド骨格を有するアルカロイドであるバトラコトキシン（batrachotoxin、図

5.7E）が報告されました。バトラコトキシンのマウスに対する LD$_{50}$ 値は 2 μg/kg（皮下注射による）と強力です。

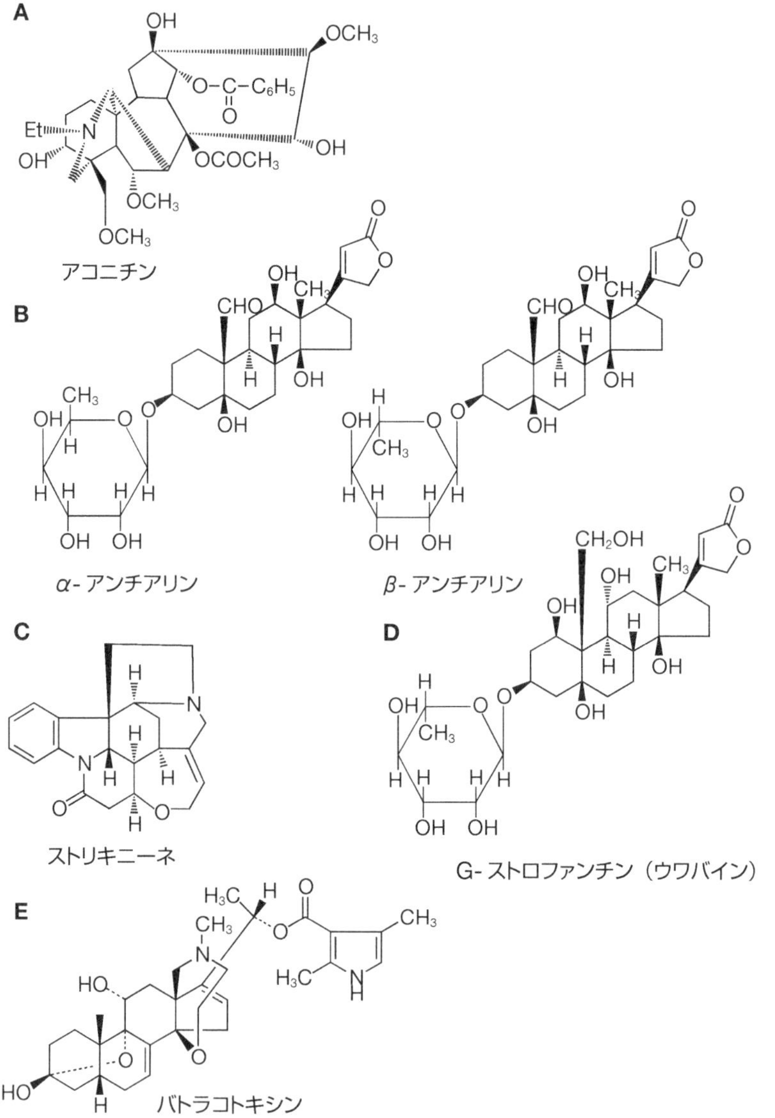

A アコニチン

B α- アンチアリン　β- アンチアリン

C ストリキニーネ

D G- ストロファンチン（ウワバイン）

E バトラコトキシン

図 5.7　五代矢毒の成分

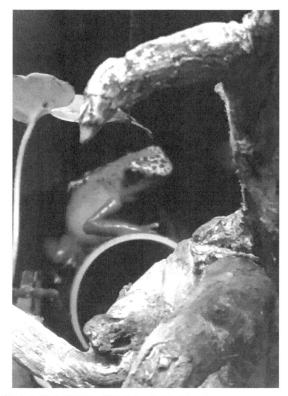

図 5.8　コバルトヤドクガエル（仙台うみの杜水族館にて）

第6章 中枢神経系に作用する薬

　中枢神経系は脳と脊髄とからなり、脳からは12対の脳神経、脊髄からは31対の脊髄神経がそれぞれ出ています。脳は前脳・中脳・菱脳に分類され、大脳は前脳の一部となります。また、大脳と脊髄の中間部分には間脳、中脳、脳橋、および延髄があり、これらを脳幹といいます（**図6.1**）。脳幹は大脳半球・小脳および脊髄の諸部分と密接なつながりを持ち、脳全体のはたらきにとってその占める位置はとても大きいものです。たとえば脳神経のうち、嗅神経が大脳から出ている以外はすべて脳幹の部分から出ています。また、大脳の後下部には小脳があります。小脳は、身体の平衡

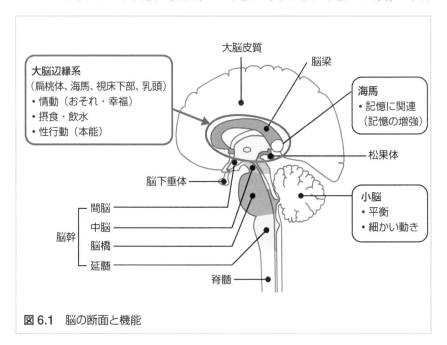

図6.1　脳の断面と機能

および運動を調節する中枢で、魚類や鳥類ではよく発達していますが、人類ではあまり発達していません。

6.1 中枢神経系の形態と機能

　神経を構成する単位としてニューロンがあり、これは神経細胞と軸索突起および樹状突起からなることはすでにお話ししました。ニューロンが集合して神経系を構成しますが、このニューロンが脳髄および脊髄の中に存在するもの、すなわち、頭蓋腔と脊柱管の中に収められているものを中枢神経系（Central Nervous System：CNS）と称し、これに対して、これ以外の部分に存在するニューロン、特に神経線維の集合を末梢神経系（Peripheral Nervous System）と総称します。

6.2 全身麻酔薬

　西洋では1840年頃から、笑気（N_2O）やエーテル、クロロホルムを用いた抜歯や手術が行われるようになりました。一方、わが国では19世紀はじめに、薬用植物を使った全身麻酔下の手術の成功例があります。現在医療に使われている麻酔薬については成書に譲り、ここでは江戸時代に実施された全身麻酔についてお話ししましょう。

6.2.1 華岡青洲と通仙散

　わが国のほぼ江戸時代に該当する近世は、少し科学の芽が出てきた時期で、幕末には世界初の全身麻酔による手術を行なった華岡青洲（1760〜1835、**図6.2**）があらわれました。

　華岡青洲は彼の時代の約1600年前の華陀（生没年不詳）が考案した麻沸散のような薬をつくり出そうとしました。麻沸散を服用すると、今でいう麻酔された状態となるといわれていましたが、その薬の配合は伝わっていませんでした。華岡青洲はトリカブトやチョウセンアサガオ（図4.2）を配合して通仙散をつくります。今、このような事態があれば大問題となりま

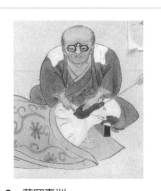

図6.2　華岡青洲
（出典：米国国立医学図書館）

すが、華岡青洲はこの出来上がった薬を妻と母親に試し、妻は失明、母は命を失うことになります。このあたりは、有吉佐和子の小説『華岡青洲の妻』（1966）によく描かれています。そして1804年、華岡青洲はこの薬を使って世界で初めての全身麻酔による手術に成功します。

　華岡青洲は秘密主義であり、彼の考案したという通仙散についてはその処方が残っておりませんし、弟子たちにも秘密をもらさぬように申し渡していたといいます。そのため、通仙散の実態はよくわかっておりません。ただ、おそらく、スコポラミンも含むアトロピン系アルカロイド（図4.9）を主成分とするチョウセンアサガオ類を主とした配剤であろうと推定されています。しかし、一体、チョウセンアサガオ類のどの部分（花か葉か、根か、果実か）を使用したのかは謎のままです。

　なお、岩手県の一関市博物館には華岡青洲の下で1815年頃に学んだという佐藤玄達（1792～1859）の使った薬箱が残っており、その箱の底に、「曼荼羅實」と記載された紙包みが保管されています。その中身は、チョウセンアサガオ類の果実を細切したものでした。確証ということにはなりませんが、わざわざこのようなものが残されていること（しかも細切として）は、華岡青洲の使用したチョウセンアサガオ類の部位は果実だった可能性を示すものかもしれません。

6.3　催眠薬

　催眠薬はまた睡眠薬や睡眠導入剤などとも呼ばれ、睡眠時の緊張や不安を取り除き、寝つきを良くするなどの作用があります。その多くは、国際条約上、乱用の危険性のある薬物に該当します。これらの薬剤による睡眠とは、いわば、麻酔として使用された場合に意識消失を生じさせているよ

うなことであって、普通の睡眠段階や自然な状態ではありません。

6.3.1 催眠薬の種類

催眠薬はその化学構造によって、ベンゾジアゼピン系、非ベンゾジアゼピン系、オレキシン受容体拮抗薬、バルビツール酸系や、抗ヒスタミン薬、メラトニン（睡眠と覚醒のリズムを調節するはたらきがあるホルモン）作動薬などに分類されます。これらのうち、オレキシン受容体拮抗薬と抗ヒスタミン薬を除いて、$GABA_A$ 受容体に作用し、また、薬物間で効果を高め合う相加作用があります。

バルビツール酸系の薬は治療指数（医薬品の治療効果を示す量と致死量の比較）が低く、現在では過量服薬の危険性を考慮すると使用は推奨されていません。そのため、1960 年代にはベンゾジアゼピン系が主流となりましたが、これにも安全上の懸念があり、1980 年代に非ベンゾジアゼピン系の薬が登場しました。この非ベンゾジアゼピン系もベンゾジアゼピン系と大きな差が見られておらず、バルビツール酸系、ベンゾジアゼピン系、非ベンゾジアゼピン系とメラトニン作動薬の使用は抑うつ症状を増加させることも知られています。以上のような事情から、1996 年には、WHO はベンゾジアゼピン系の「合理的な利用」は 30 日までであるとしています。また、現在は生活習慣の改善や適度な運動、心身をリラックスさせるなどの薬物療法以外の睡眠療法が考えられています。

なお、2010 年に国際麻薬統制委員会は、日本でのベンゾジアゼピン系の消費量の多さの原因に、医師による不適切な処方があるとしています。それに加え、2010 年 12 月 1 日には、日本うつ病学会、日本臨床精神神経薬理学会、日本生物学的精神医学会、日本総合病院精神医学会の 4 学会が合同で向精神薬の適正使用と危険な多剤大量処方に注意喚起している状況です。また、離脱症状や、依存症の危険性について医師が知らない場合があることも報告されています。

6.4 鎮痛薬

先に述べたように、ロキソニン® は、NSAIDs（エヌセイズ／非ステロイ

ド性消炎鎮痛薬）の一種であり、2011 年からは、医療用医薬品から OTC
医薬品となりました。いわゆるスイッチ OTC となった医薬品です。

　ロキソニン®のような NSAIDs は、痛みの伝達作用をもつプロスタグラ
ンジン（PG）を合成する酵素（シクロオキシゲナーゼ／COX、**図 6.3**）
を阻害することにより、痛みや炎症を和らげる作用があります。NSAIDs
の主なものには、アスピリン、イブプロフェン、インドメタシン、ジクロ
フェナクナトリウム、ロキソプロフェンナトリウム水和物（ロキソニン®）
（**図 6.4**）などがあります。

　COX には 1 と 2 とがあり、1 は血管や胃、腎臓などに存在し、2 は炎症
状態から後天的につくられます。NSAIDs は 1 と 2 の双方の生成を阻害し
ますが、1 を阻害することによって、PG の胃粘膜保護作用にも影響が及
び、副作用として胃潰瘍などの粘膜障害が起きることになります。現在は
2 のみを阻害する NSAIDs もありますが、これらの医薬品自体にも胃粘膜
への刺激性があるとされますので、NSAIDs が投与されている患者さんに
は、あらかじめ胃薬を一緒に投与したりします。

　ロキソニンの有効性は確かでもありますが、しかしながら、近年、重篤
な副作用も見いだされています（1.5 節）。

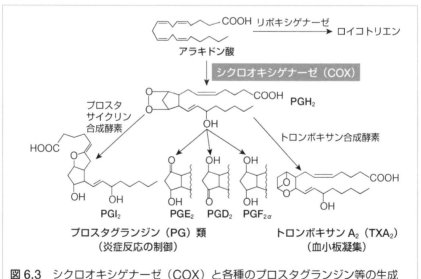

図 6.3　シクロオキシゲナーゼ（COX）と各種のプロスタグランジン等の生成
（丸山敬『休み時間の薬理学　第 2 版』、講談社、108 頁（2015）より）

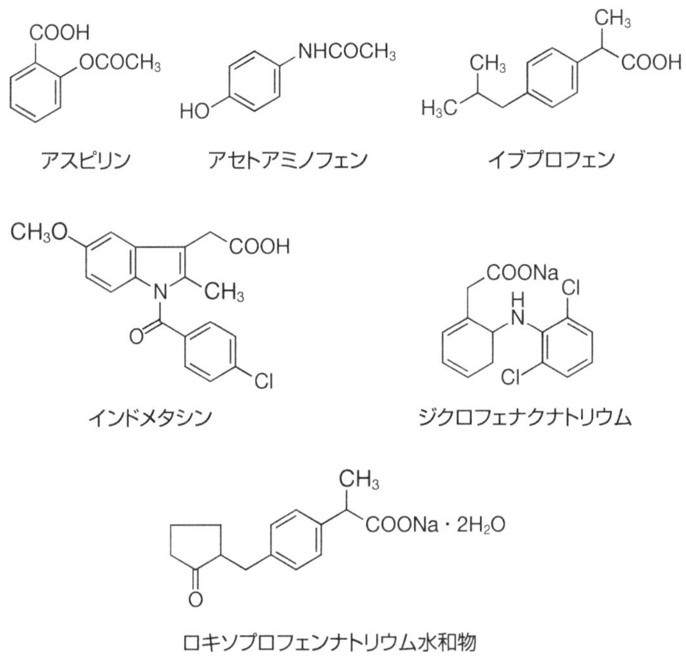

図6.4 NSAIDs

　アセトアミノフェンにはアスピリンと同じくらいの解熱・鎮痛作用があ
りますが、その作用メカニズムについてはよくわかっていません。インフ
ルエンザや水疱瘡など、発熱のある急性ウイルス感染症の小児のライ症候
群と、アスピリンの投与とに関係が疑われていることから、小児の解熱・
鎮痛の目的ではアスピリンではなくアセトアミノフェンが使われています。
アセトアミノフェンはがんの疼痛治療にも推奨されており、静注薬も登場
しました。

6.5 抗てんかん薬

　種々の病因の結果として、大脳の神経細胞の異常な興奮によって起きる
慢性脳疾患であるてんかん（癲癇、epilepsy）は、病巣部位の違いにより
様々な症状を発症します（**図6.5**）。全身のけいれん発作（convulsion）

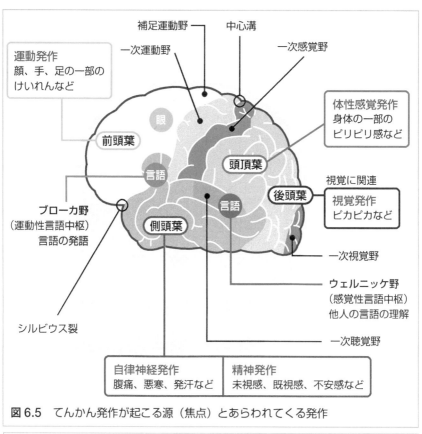

図 6.5 てんかん発作が起こる源（焦点）とあらわれてくる発作

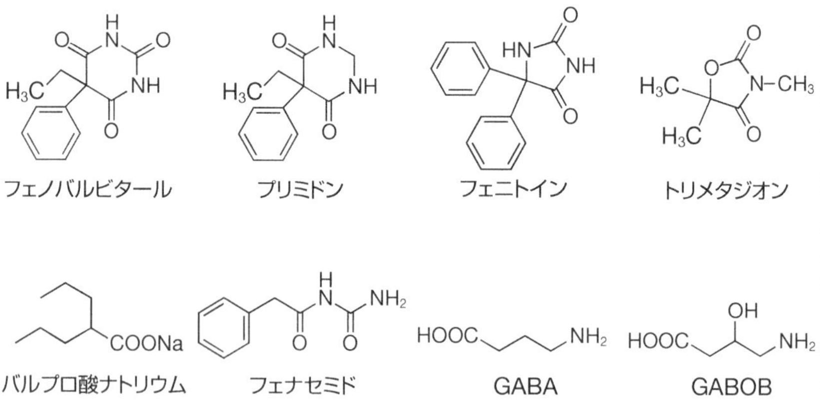

フェノバルビタール　プリミドン　フェニトイン　トリメタジオン

バルプロ酸ナトリウム　フェナセミド　GABA　GABOB

図 6.6 抗てんかん薬の例

を抑制する薬物を抗てんかん薬（**図 6.6**）または抗けいれん薬と称し、鎮痙薬とは区別されています。

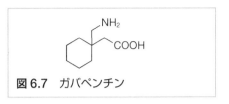

図 6.7　ガバペンチン

てんかんにおけるけいれんの発現には、神経細胞膜における Na^+、K^+、Ca^{2+} などのイオン透過性、および ACh やモノアミン類、GABA、グリシン、グルタミン酸などの神経伝達物質が関与しています。抗てんかん薬はこれらのイオン流入や神経伝達物質に影響を与えて、てんかん発作の焦点部位における異常な興奮やてんかんの発作焦点からの興奮の広がりを抑制します。

ガバペンチン（**図 6.7**）は、2006 年に承認された医薬品成分で、「他の抗てんかん薬で十分な効果が認められないてんかん患者の部分発作（二次性全般化発作を含む）に対する抗てんかん薬との併用療法」を適応症として承認されました。化学構造が GABA に似たところがありますが、GABA 受容体には作用しません。

6.6　向精神薬

向精神薬といったときには、うつ状態になったときに使われる医薬品のことを思い浮かべるかもしれないし、また、いわゆる麻薬として知られるモルヒネやヘロイン、コカイン、LSD などを頭に浮かべるかもしれません。このような薬物のうち、モルヒネのようなものは多幸化薬と称し、LSD などは幻覚薬と呼ばれます。向精神薬は広義には催眠薬（6.3 節）や抗てんかん薬（6.5 節）を含めることもあります。向精神薬は、抗不安薬・神経遮断薬・精神賦活薬・幻覚薬・多幸化薬の 5 つに分けられることがあります。

なお、精神に奏効する薬物の出現はおおむね 1950 年代以降のことであり、実際には、現在も本当によく奏効する医薬品が求められているというのが現状です。

また、いわゆる麻薬や覚せい剤、大麻といった薬物もこの範疇に入るものと考えられます。これらの薬剤の中には習慣性や耽溺性をもつものもあります。人間はなぜこれらの薬物に取り憑かれてしまうのでしょうか。こ

の節では、主に麻薬を含む向精神薬とは何かということを説明し、その作用のしくみや問題点をお話ししたいと思います。

6.6.1 向精神薬の例

先に向精神薬は、抗不安薬・神経遮断薬・精神賦活薬・幻覚薬・多幸化薬に分けられることを述べましたが、ここにそれぞれの例をあげてみたいと思います。

抗不安薬の例としては、ジアゼパムがあげられます。この薬物は、臨床的には不安や抑うつなどに用いられます。また、神経遮断薬としては、クロルプロマジンがあげられ、統合失調症や躁病、神経症における不安や緊張、抑うつ、悪心、嘔吐などに応用されています。この範疇には 7.1 節でも述べているインドジャボク（*Rauwolfia serpentina*、**図 6.8**）由来のアルカロイドであるレセルピン（*reserpine*、**図 6.9**）も使われていました。かつては、精神に障害をきたした人は監禁したりベッドにしばりつけたりしておくしかありませんでした。このような悲惨な状況を救ったのがレセ

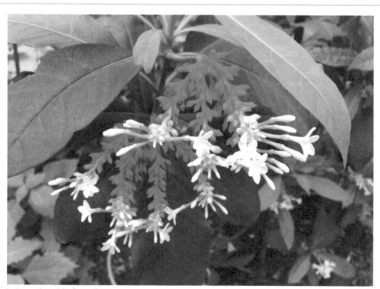

図 6.8　インドジャボク
（日本薬科大学薬用植物園にて）

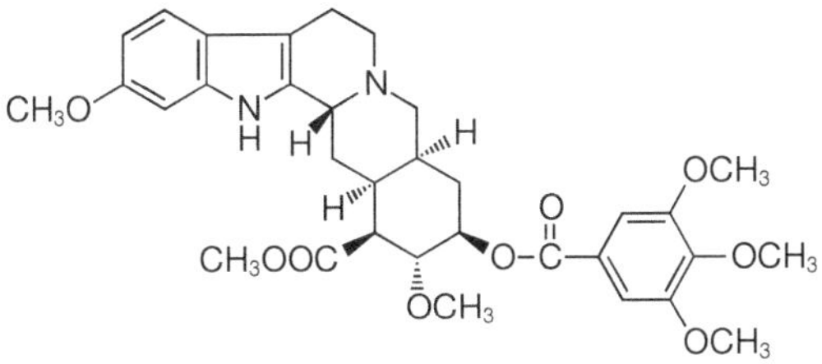

図 6.9　レセルピン

ルピンでした。レセルピンには鎮静作用もあり、クロルプロマジンと異なり、脳中のアミンを遊離・枯渇させる作用がある点で注目されましたが、現在、精神科領域ではほとんど使用されなくなってきました。

　一方、精神賦活薬としては精神刺激薬として、覚せい剤であるメタンフェタミンとアンフェタミンがあげられます。いずれも中枢興奮作用があり、また、中枢性にも末梢性にも交感神経刺激効果を示します。すなわち、その服用により、精神機能は活発となり、眠気を消し去って疲労感をなくし、精神的沈うつ状態を回復するので、ナルコレプシーや抑うつ状態などの治療の目的に使用されることがあります。

　また、キサンチン誘導体であるカフェインやテオフィリン（**図6.10**）も精神刺激薬であり、中枢興奮薬として使用されます。なお、同類のテオブロミンにはその作用がほとんどみられません。これらのアルカロイドは、チャやコーヒーなどに含有されます。

　精神賦活薬としてはほかに抗うつ薬もあり、その中には、モノアミン酸化酵素阻害薬（モノアミンオキシダーゼインヒビター、monoamine oxidase inhibitor ／ MAO 阻害薬／ MAO インヒビター）としてのイプロニアジド（**図6.11**）などがあげられます。MAO 阻害薬はうつ病に対する効果だ

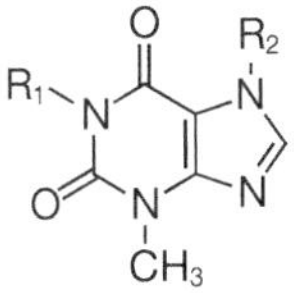

カフェイン　　　$R_1 = R_2 = CH_3$
テオブロミン　$R_1 = H, R_2 = CH_3$
テオフィリン　$R_1 = CH_3, R_2 = H$

図 6.10　キサンチン誘導体

けでなく、狭心症の発作を減少させたり、高血圧症に血圧下降作用を示したりもしますが、その作用機序は不明です。

さらに、人体に与えると、幻覚や妄想、人格や感情の荒廃のような、精神疾患に類似した症状を示す薬物を幻覚薬といいますが、このような作用を示す薬物にはメキシコのサボテンの一種由来のアルカロイドであるメスカリン（2.2節）や、大麻由来のテトラヒドロカンナビノール（THC、2.1節）、後述のLSD、ある種のきのこ由来のサイロシビンやサイロシン、そして化学合成薬のフェンサイクリジンなどがあります。ヒトがメスカリン（5 mg/kg）を内服すると、不安や幻覚を生じます。幻覚は幻視が主であり、多幸感が生じることもあるといわれます。

THCによる幻覚作用はいわゆる大麻由来のマリファナなどを喫煙したり、噛んだり、食べたりすることによりあらわれます。一般には、解放感を伴っての快活さがみられ、時間的・空間的な意識が混濁して幻覚を生じるといいます。一方、その大量の服用では人格崩壊に至ることもあるといいます。大麻成分のTHCは抗精神作用を示す薬物としては例外的にアルカロイドではありません（すなわち、分子中に窒素を含みません）。

一方、サイロシビンやサイロシン（**図6.12**）を含むきのこを口にするとある種の精神異常を引き起こします。すなわち、不安が著しくなり、知覚障害や思考力減退、幻視、多幸感などがみられます。

フェンサイクリジンは麻酔薬であり、静注により、痛覚や触覚が遮断されますが、気分や感情の変化、思

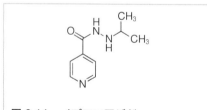

図6.11　イプロニアジド

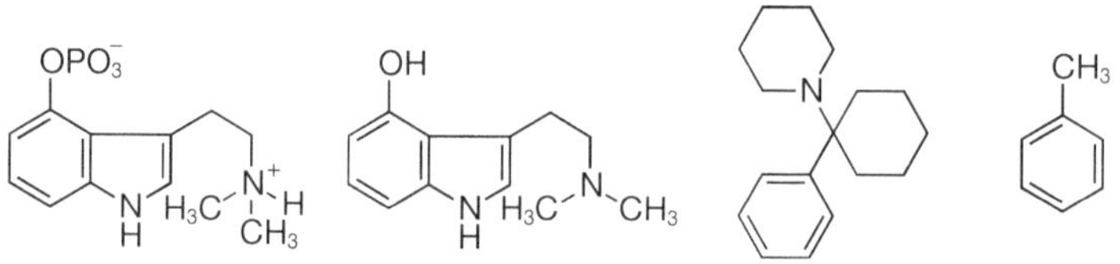

サイロシビン　　サイロシン　　フェンサイクリジン　トルエン

図6.12　幻覚を引き起こす薬物

考異常や身体意識の異常も起こります。またまれに幻視があります。

　最後になりますが、多幸化薬とは、気分を高揚させ、多幸感（陶酔）を抱かせる薬物をいいます。この系統の薬物にはアルコールやある種の催眠薬、麻薬と称される阿片と阿片から得られるアルカロイド類、コカ葉、覚せい剤、幻覚薬、ある種の有機溶媒（トルエンなど）などがありますが、しばしば習慣を生じ、嗜癖に陥りやすいものです。

6.6.2　麻薬のあらまし

　麻薬という言葉の本来の意味は「麻酔性と習慣性のある薬物」といった意味でした。ところが、現在ではこの意味は若干違ってきています。たとえば LSD には幻覚性はあっても麻酔性がありませんが麻薬に指定されています。すなわち今は麻薬の定義が異なってきているといって良いと思います。そうでなければ LSD と同様に麻酔性が全くなく、幻覚作用だけがきわだつマジックマッシュルームやその主たる有効性分であるサイロシンやサイロシビンは「麻薬及び向精神薬取締法」における麻薬原料植物や麻薬に指定することは出来ません。

6.6.3　麻薬とは全く関係のないところから誕生した LSD と覚せい剤

　麻薬の麻の文字は本来、旧字の麻酔（痲酔）に使われていた「痲」の文字を使用していました。すなわち、痲酔作用があって習慣性のあるものを痲薬といったのです。その代表例は麻薬ゲシから採れる阿片や、阿片から精製されるモルヒネ、そして、モルヒネの化学変化によって得られるヘロインなどでした。

　その後、麻酔作用のない LSD のような麻薬も生まれます。LSD の誕生は偶然のものでした。10.7.2 で述べますが、LSD は全く想像もつかない麦角の化学成分研究の中で生まれたものです。LSD は比較的新しい麻薬で、わが国でこの化合物が麻薬として規制されるのは 1970 年代になってからのことでした。

　また、8.1 節で述べますが、覚せい剤はわが国における漢薬麻黄（マオウ）の化学成分研究から生まれました。マオウの有効主成分であるエフェドリンの脱酸素反応によって出来た化合物がデソキシエフェドリンすなわ

ちメタンフェタミン（ヒロポン）です。

その後、国際的には大麻も麻薬の範疇に入れられ、現在でも国によっては麻薬、覚せい剤や大麻などとの区別をしていないところもあります。わが国では、これらの薬物に関しては「麻薬及び向精神薬取締法」、「大麻取締法」、「あへん法」、「覚せい剤取締法」によって規制されていますが、それぞれ、わが国の事情があってこれらの法律に分かれました。たとえば、大麻はその繊維が工業原料として使われ、その種子は漢方薬や七味唐辛子に配合されたりします。このような植物を麻薬関連植物として規制するわけにはいかず、別の「大麻取締法」にて規制されることになったわけです。

6.7 アルツハイマー病治療薬

認知症の原因となる疾患は多数知られていますが、その70～80％は脳血管障害とアルツハイマー病であるといわれています。アルツハイマー病では、脳の神経細胞が変性・脱落するため、進行すると脳が萎縮します。

わが国におけるアルツハイマー型認知症（Alzheimer's Disease：AD）の患者数は膨大な数にのぼり、軽く100万人を超えていると思われます。

ADの原因については現在もわからないところがあり、精力的に研究が続けられていますが、1970年代頃から、患者は脳内のアセチルコリン（ACh）のはたらきが低下していることが報告されはじめました。そして、アセチルコリン系の神経のネットワークが記憶に重要であることや、患者はAChをつくる能力が低下していることがわかってきました。

そこで、ADの患者は記憶に関係する神経伝達物質であるアセチルコリン量が異常に低下することにより記憶が障害されるのではないかという仮説がありました。そのため、AD患者の脳内のアセチルコリンを増加すれば記憶が改善するだろうという「コリン仮説」が提唱されました。脳内には「アセチルコリンエステラーゼ（AChE）」という酵素があり、これが余分となったあるいは役目を果たしたAChを加水分解します。AD患者はAChが少ないために記憶障害があるので、この分解酵素のはたらきを止めれば、脳内のACh量が増加するというわけです（**図6.13**）。AChは脳の奥深い一定の場所でつくられて、海馬や大脳皮質といった記憶などの脳機

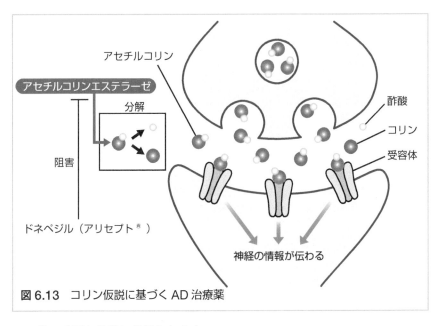

図 6.13　コリン仮説に基づく AD 治療薬

能に重要な場所に分泌されます。

6.7.1　ドネペジル（アリセプト®）

　AChE 阻害作用を有する化合物としては、それまでにも、たとえば、ア
ルカロイドのフィゾスチグミンや、抗菌薬開発のために化学合成されたタ
クリンなどが知られていましたが、前者は非常に不安定な化合物でした。
また、ACh 受容体は脳に限らず、末梢、特に消化器系にたくさんあるた
め、後者のような化合物は内臓のアセチルコリンのはたらきも強めてしま
います。その結果、悪心や嘔吐、強い肝機能障害といった副作用を示しま
す。実際に脳内の AChE のみを特異的に阻害する薬物を見いだすのは困難
と思われ、このような副作用を回避出来るコリン仮説に基づく薬を開発す
るのは至難の業と思えました。
　しかしながら、別途、高脂血症の薬として化学合成されていたある化合
物に抗 AChE 作用が見いだされるものがあり、この化合物をシード化合物
（医薬品候補と目される化合物の原型の化合物）として数多くの化合物を合
成して調べた結果、ついにうまい具合に脳内の AChE のみに特異的に作用
を示すものが発見されたのです。それがドネペジル（donepezil ／アリセ

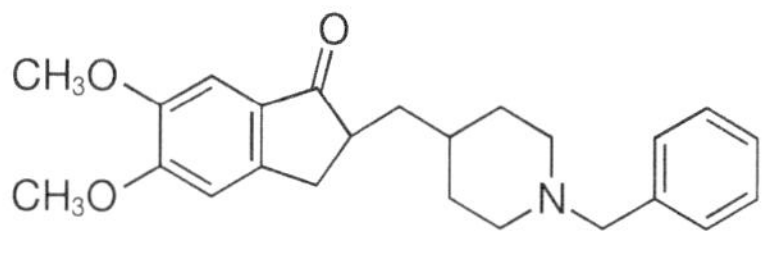

図 6.14　ドネペジルとそのシード化合物

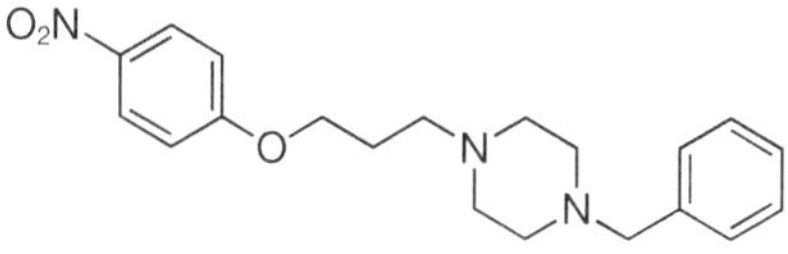

プト®、**図6.14**）でした。ドネペジルは生物学的利用率（bioavailability）もクリアし、臨床試験においても良好な結果が得られ、1996年11月には米国 FDA によってもアルツハイマー病治療薬として承認が得られました。また、1999年には軽〜中等度の AD の進行抑制薬として認可されました。

6.7.2　ヒガンバナ由来のガランタミン

　秋のお彼岸の頃に真っ赤な花を咲かせるヒガンバナ（ヒガンバナ科、**図6.15**左）という植物があります。ヒガンバナはおそらく中国大陸から渡来した植物であると思われますが、三倍体であって種子が出来ません。よって、栄養生殖だけで増えてきた植物なのですが、ヒガンバナがわが国の各地に広く分布しているのはなぜでしょうか。その理由の1つは、この植物が救荒植物として飢饉のときにその球根に含まれるデンプンが食べられたためであると思われます。また、この植物には有毒なアルカロイド成分が含まれるために、田の畔などに植え付けられ、モグラの害を防いだともいわれています。さらには、かつては土葬だったために、埋葬したあとを野犬などに荒らされないようにするために、各地の墓地に植え付けたために広まったともいわれます。秋のお彼岸に深紅の見事な花をつけるこの植物はお墓に植える植物として好都合でもあったのでしょう。

　ヒガンバナの球根には多量のデンプンを含み、救荒植物としても使われましたが、ヒガンバナの球根にはリコリンやガランタミン他の有毒アルカロイドも含まれていますので、これらの有毒成分を除いてから食用に供す

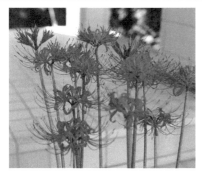

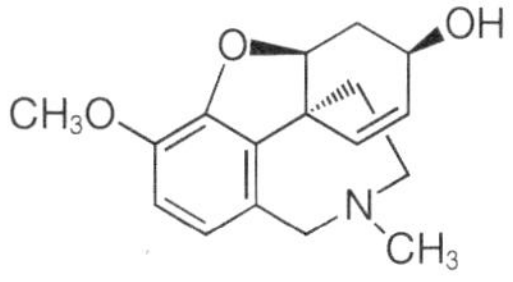

図 6.15　（左）ヒガンバナと（右）ガランタミン
（左：仙台市太白区にて）

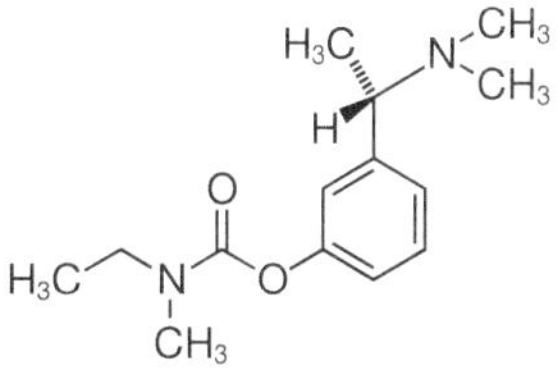

る必要があります。その有毒ア
ルカロイドの１つであるガラン
タミン（galantamine、図 6.15
右）は 2011 年 1 月に AD に応
用される医薬品として認可され
ました。といっても、ヒガンバ
ナの球根そのものを使うもので

図 6.16　リバスチグミン

はありません。あくまでもガランタミンが精製され製剤化されたものが専
門家の指導管理下に使われるものであるということです。ガランタミンは
AChE 阻害作用を示すとともに、ニコチン性受容体に対してアロステリッ
ク（立体構造を変化させる）な作用を有し、ACh シグナルを増強すること
も考えられています。

　現在、認知症に応用されている主な医薬品にはあと２つあります。その
うちの１つはリバスチグミン（**図 6.16**）で、ドネペジルやガランタミンと
同じく、AChE 阻害作用を有します。リバスチグミンは AChE とともにブ
チルコリンエステラーゼ（BuChE）にも阻害活性を示します（**図 6.17**）。

　最後の１つはメマンチン（memantine、**図 6.18**）です。メマンチンは
NMDA（*N*-methyl-D-aspartic acid）受容体の非競合的アンタゴニストで、
グルタミン酸による神経細胞障害に対して保護作用を発揮すると考えられ
ており、ドネペジルとの併用療法が行なわれています。

　なお、近年、アルツハイマー病患者の脳内では、神経細胞の萎縮・脱落

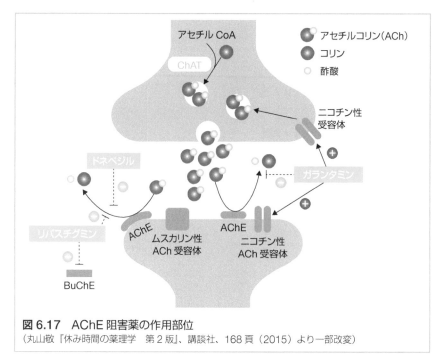

図6.17　AChE 阻害薬の作用部位
（丸山敬『休み時間の薬理学　第2版』、講談社、168頁（2015）より一部改変）

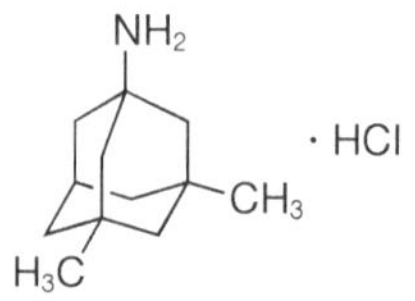

図6.18　メマンチン塩酸塩

とともに、老人斑や神経原線維変化の異常構造物がみられ、このうち、老人斑の主成分はアミロイド前駆体タンパク質から産生されたβアミロイドであることが明らかとなりました。そして、このβアミロイドの蓄積をアルツハイマー病の原因としてとらえる「アミロイド仮説」が広く認識され、βアミロイド除去や産生抑制を目標とした薬物の開発も進められています。

リタリン®の異常処方事件と SSRI

　人類はうつ病のような病気に対して応用出来る薬物も見いだしました。その中には化学合成薬のリタリン®もあります。

　リタリン®は、もともとは適応症がナルコレプシー（睡眠障害の一種）や、難治性・遷延性うつ病の一部に限られていたのですが、ある都内の診療所において、むやみやたらにリタリン®（ritalin／メチルフェニデート塩酸塩、methylphenidate HCl、**図6.19**）が処方されていた事例が、白日のもとにさらされることになりました。すなわち、リタリン®を処方した異様な数の処方箋を持ち込まれた薬剤師がこの事態を保健所へ通報することによってリタリンの異常処方の実態が明らかとなったのです。

　化学構造を見れば一目瞭然なのですが、リタリン®は覚せい剤の化学構造と同じ基本骨格をもっています。さらには、その乱用者の間では、リタリン®を「合法覚せい剤」とか「ビタミンR」などと呼び、また、リタリン®乱用者を「リタラー」と呼んでいたといいます。これらの乱用者は診療所においてリタリン®を指定して処方を希望したり、ナルコレプシーの症状を訴えて、リタリン®を処方した処方箋を出してもらおうとしたというのです。

　この事態が明らかとなったのは、処方箋が発行されていたからであって、もし、患者さんに処方箋を発行することなしにこの診療所において直接リタリン®を交付していたらどうなるかを考えると恐ろしいと思いませんか。医業と薬業ははっきりと分けなければならないことはこの事件からも理解していただけると思います。

　近年、やはりその精神への「賦活作用」への期待ゆえに医療機関での処方が増えているのが新しいタイプの抗うつ薬であるSSRIです。この薬剤は脳内の神経伝達物質であるセロトニン量を増やすことによって効果を出

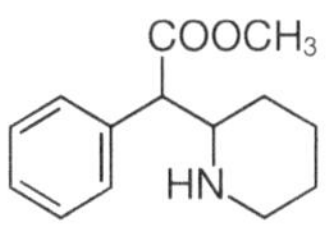

図6.19　リタリン®

現させます。欧米においては「ハッピードラッグ」として多用されること
になりました。

　SSRIとは選択的セロトニン再取り込み阻害薬（Selective Serotonin
Reuptake Inhibitor）の略であり、具体的な医薬品としてはプロザック®
（prozac、**図6.20**）などがあります。しかしながら、SSRIの服用を中断
した患者さんたちの中には「気分が落ち込む」などと訴える声が多いとい
います。その結果、「うつ病の再発予防のためにかなりの期間漫然とSSRI
の投与を続けている現状は『維持療法』という名の『依存』を作りだして
いるにすぎないようにも思える」という指摘（片田珠美、2010、135頁）
もあります。

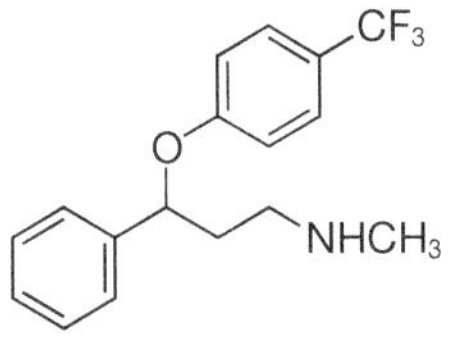

図6.20　プロザック®

第7章 循環器・血液系に作用する薬

かつて高血圧症というのは治せない病気でした。というよりも血圧計のようなものがなかったときには高血圧という概念そのものがなかったと思います。時代が変わり、高血圧という概念が理解されるとともに、血圧を下げる薬が出現しました。

この章では、血圧や心臓などの循環器に関係する薬や血液に関連する薬について解説します。

7.1 高血圧治療薬

1950年代に、秋田県の農村では食塩の摂取量が非常に多いこともあってか、高血圧により、脳卒中を引き起こす頻度が高いことが報告されたことがあります。また、住民に対する長年の疫学的研究により、高血圧と種々の疾病との関連もわかってきて、血圧をきちんと管理すると脳卒中が減少することも知られるようになってきました。このように血圧を管理することの重要性が明らかにされてきたので、高血圧の治療薬が求められるようになったわけです。

なお、高血圧になる原因の1つとして多量の塩分摂取があげられていますが、現在では、塩分の制限だけでは血圧の下がらない人もたくさんいることがわかっています。

2019年4月、日本高血圧学会は、高血圧治療ガイドライン（指針）を改訂し、75歳未満の降圧目標について、それまでの 140 mmHg/90 mmHg より収縮期血圧と拡張期血圧の双方をそれぞれ 10 mmHg 下げて 130 mmHg/80 mmHg としました。また、75歳以上の降圧目標について

は、収縮期血圧のみを 150 mmHg より 10 mmHg 下げて 140 mmHg/90 mmHg としました。なお、治療が必要な高血圧の診断基準は従来通り、年齢にかかわらず、140 mmHg/90 mmHg の両方かいずれか一方が該当することとされています。

ただし、2011 年の国民健康・栄養調査によれば、これ以前の基準でも、驚くべきことに 65 〜 74 歳の 66%、75 歳以上の 80% が高血圧症と判定されているとのこと。こうなると、一体、80% の人が病気（異常）とされるのは、逆に基準が「本当にこれでよろしいのか」ということはありませんでしょうか。皆で考えていかなければならない問題もはらんでいるように思います。

さて、話を戻しますが、人類はやがて血圧を下降させる化学物質を見いだします。最初に血圧下降成分として 1930 年代にインドのチョプラ（Chopra）らによって発見されたのがインドジャボク由来のレセルピン（6.6.1）でした。レセルピンは血圧下降作用と鎮静作用を併せもつ化合物です。ただ、レセルピンには、胃や腸の穿孔や吐き気、下痢といった副作用があるほか、鎮静効果が強く出て、うつや自殺願望が強く出てくることもあり、他の医薬品が開発されるにしたがって、あまり使われなくなってきました。しかしながら、レセルピンはしばらくの間、アポプロン® の商品名で、他の薬剤では効果のない重症高血圧の治療などに用いられていました。ただしこの薬剤は、2019 年 3 月に販売中止となっています。

なお、20 世紀の末に細胞を包む細胞膜に、水分子を通過させるチャネルが発見され、アクアポリンと命名されました。アクアポリンには 0 〜 12 までの種類があり、それぞれ特有のはたらきをしています（**図 7.1**）。たとえば、その中でアクアポリン 2 は腎臓において水の出し入れに関わっていて、この機能を阻害すれば、尿が増えて利尿作用があらわれます。

一方、南アメリカに生息するある種の毒ヘビに噛まれると血圧が下がって動けなくなります。そこで、その毒について調べてみると、この毒はアンジオテンシン II という血圧を保つホルモンをつくるアンジオテンシン変換酵素（ACE）を阻害し、血圧が下がってしまうことがわかりました。ACE は不活性体であるアンジオテンシン I を、生理活性をもつアンジオテンシン II に変換する反応を触媒する酵素です。さらに、この毒は噛んだ相手の身体の中の ACE に生体内の物質より先にくっついてしまい、酵素のはた

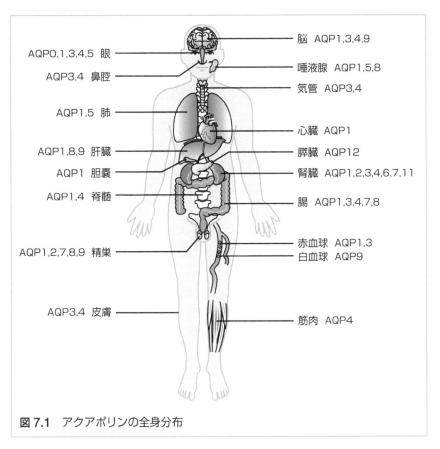

図7.1 アクアポリンの全身分布

脳 AQP1,3,4,9

唾液腺 AQP1,5,8

気管 AQP3,4

心臓 AQP1

膵臓 AQP12

腎臓 AQP1,2,3,4,6,7,11

腸 AQP1,3,4,7,8

赤血球 AQP1,3

白血球 AQP9

筋肉 AQP4

AQP0,1,3,4,5 眼

AQP3,4 鼻腔

AQP1,5 肺

AQP1,8,9 肝臓

AQP1 胆嚢

AQP1,4 脊髄

AQP1,2,7,8,9 精巣

AQP3,4 皮膚

らきを抑えてしまうこともわかりました。

そこで、スクイブ社（現在のブリストル・マイヤーズ スクイブ社）は、この毒（タンパク質）を詳細に解析し、その化学構造

図7.2 カプトプリル

の一部を参考として1970年代にカプトプリル（**図7.2**）をつくり出しました。

なお、カプトプリルには咳の副作用があることから、現在は、カプトプリルを改良したレニベース、ゼストリル、タナトリルなども開発されています。このようなACE阻害薬には、血管や心臓、腎臓などの臓器を守る

効果もあり、汎用されています。

7.2 虚血性心疾患治療薬

　冠状動脈が狭くなったり、閉塞したりすることで血流障害を起こす病気を虚血性心疾患といいます。この疾患は高血圧や糖尿病、高脂血症、肥満などを原因として冠状動脈が動脈硬化を起こすことにより発症します。中でも心筋梗塞は発症すると命に関わる危険性もあるため、緊急対策が必要とされます。

　その治療には生活スタイルの是正や血液の流れを良くする抗血小板薬や脂質異常症の治療薬、ニトログリセリンや硝酸イソソルビドなどの硝酸薬が使用されます。7.8.2 で説明しますが、たとえばアスピリンの少量服用は血小板の機能を落として血栓の形成を抑制します。

7.3 心不全治療薬・強心薬

　医薬品の中には強心薬というカテゴリーがあり、誤解を受けやすい名前だと思っていますが、強心薬というのは心臓を強くする医薬品という意味ではありません。よって、漫然と心臓に良い薬と勘違いして服用することは避けるべきことです。特に、いわゆる毒草の中には強心作用のある成分が含まれるという表現が多用されるために誤解を招きがちです。

　強心成分としては植物成分のほか、動物成分としてもガマ毒の成分などが知られています。

7.3.1　キョウチクトウに含まれる強心成分

　キョウチクトウ（夾竹桃、*Nerium oleander* var. *indicum* ／キョウチクトウ科、**図7.3**左）はインド原産の常緑樹で、わが国では真夏にピンク色などの美しい花をつけます。その名前は葉が竹に似ていて、花がモモに似ていることからついています。公害に強いといわれ、車道の並木に使われることも多い植物です。イタリアに旅行した際、飛行場からローマの街中

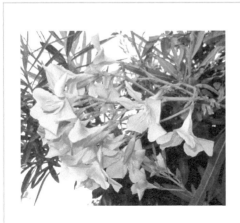

G-ストロファンチン（ウワバイン）

図7.3 （左）キョウチクトウと（右）G-ストロファンチン
（左：仙台市太白区にて）

に至るまでキョウチクトウの並木の続いているのが印象的でした。

　美しい花をつけ、街路樹としても人気のある木ですが、この植物の葉や樹皮を口にすると、下痢・嘔吐・めまい・冷や汗などが起こり、脈拍が乱れ、ついには心臓麻痺を引き起こします。この植物にはステロイド骨格をもつ強心配糖体（オレアンドリンなど）を含むのです。バーベキューでこの木の枝を串として使用して死亡事故の起きたことがあります。

　キョウチクトウ科の植物の中で最も強い心臓毒がストロファンツス属の植物から得られるG-ストロファンチン（ウワバイン、図7.4右）で、この植物の毒は矢毒として用いられていましたが、現在、ウワバインは獣医学領域で強心利尿薬として使われています。

　その花を伝統的な装飾品であるレイに使われたり、ハワイの街中の街路樹としてもお馴染みのプルメリアもキョウチクトウ科の植物で、やはり強心配糖体を含みます。

7.3.2　ジギタリスと強心成分を含む園芸植物たち

　ジギタリス（*Digitalis purpurea*）はもともと、イギリスのウィザリング（William Withering, 1741 ～ 1799）が民間に伝わっていた薬草から見いだした薬で、18世紀後半から心不全に応用されていました。かつてはわ

が国でも、「ジギタリス」や「ジギタリス末」として日本薬局方に掲載されていた医薬品でしたが、2005年1月の第十四改正日本薬局方第二追補にて削除され、現在は掲載されていません。ジギタリスは心不全の治療と心房細動のレートコントロールのために長年、使用されてきましたが、現在では心不全治療薬の第一選択は予後改善効果のあるβブロッカーやACE阻害薬となっています。ジギタリスの副作用には黄視症もあります。

なお、喘息などのためにβブロッカーの投与が出来ない患者の心房細動のレートコントロールの際などに、ジギタリスは第二選択となり得る薬剤ではあります。ジギタリスは美しい花を着けますが、この植物にはジギトキシン（**図7.4**）他の強心配糖体が含まれており、みだりに口にすると中毒します。

オモト、スズラン、フクジュソウは園芸植物としてお馴染みのものですが、いずれにも強心成分を含み、場合によっては命に関わる中毒のおそれがありますので、少しだけ警鐘を鳴らしておこうと思います。実際にオモトを煎じて服用した老夫婦が中毒した事例がありますし、スズランにも心臓毒のコンバラトキシンが含まれており、スズランをたくさん挿していたコップの水を飲んで子供が亡くなった例もあります。スズランの葉は食用のギョウジャニンニクの葉に似ていることから、この点でも注意が必要です。さらに、春を告げてくれるフクジュソウ（**図7.5**）にもやはり心臓毒が含まれていることから注意が必要です。気をつけてください。

なお、観賞用ではなく食用ですが、近年、エジプトからモロヘイヤという野菜が導入されてよく食べられるようになりました。食用とする部分には問題ないと思いますが、この植物の種子には大量のオリトリサイド（olitoriside）という強心配糖体が含まれています。この成分はジギタリス成分と同じ基本骨格をもっている心臓毒です。1996年10月には、長崎県の農家で、実のついたモロヘイヤを食べた牛が死亡する事例が起きています。

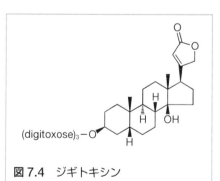

図7.4　ジギトキシン

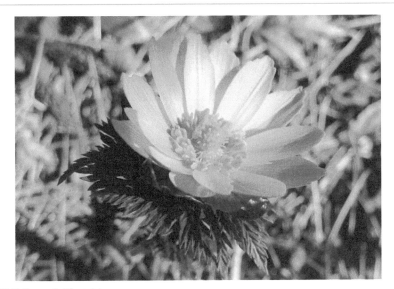

図 7.5　フクジュソウ
（東北大学薬用植物園にて）

7.4 抗不整脈薬

　ヒトの身体は、肝臓や腎臓、脳といった様々な臓器が集まり、1つの身体として動いています。そしてこれらの臓器は、数多くの細胞が組み合わさって出来ているのです。さらに、この細胞どうしは、「酵素」や「イオンチャネル」といったタンパク質を利用して情報を伝達しあうことで、秩序だってはたらいています。この情報伝達が適切に行なわれることで、身体は適切にはたらくことが出来るのです。

　たとえば心臓を見てみましょう。心臓は、24時間休むことなく拍動を繰り返すことで、血液を全身に送り出しています。心臓が血液を送り出すためには、心臓を形づくる心筋細胞がバラバラにではなく、秩序だって収縮する必要があります。そのため心臓には、「ペースメーカー細胞」があり、このペースメーカー細胞から心臓全体に電気刺激を送ることで指令を出しています。

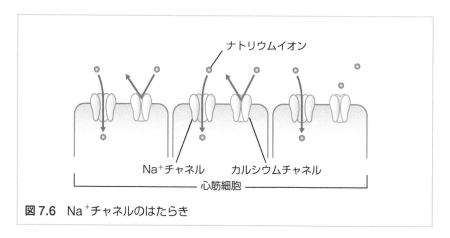

図 7.6　Na⁺チャネルのはたらき

　電気刺激は、心筋細胞の細胞膜にある「ナトリウムチャネル（Na$^+$チャネル）」というタンパク質のはたらきで伝わっていきます。このタンパク質は、ナトリウムイオンだけを細胞外から細胞内に選択的に通す役割を担っています（**図7.6**）。Na$^+$チャネルが開いてナトリウムイオンが細胞内に流入することで、細胞の内外の電位差（電圧）が変化します。この電圧の変化により心筋細胞は活性化し、収縮するのです。

　しかし、細胞どうしの情報が正常に伝わらなくなると、身体に不調が出てきます。「不整脈」もその例です。不整脈とは、心臓が一定のリズムで刻まないために、血液を適切に全身にめぐらすことが出来なくなる病気です。ペースメーカー細胞の異常などにより、心筋細胞に収縮の指令が適切に行き渡らないことが原因です。不整脈には心室性期外収縮・心室頻拍症・心房細動・心房粗動や房室ブロックなどがあり、いずれも心電図によって診断されます。

　一般には心機能が正常な場合、不整脈はあまり有害ではありませんが、心臓障害があると危険な場合があります。不整脈は主として刺激伝導後の障害によって起こりますが、心筋の異常な興奮を抑制する薬物によって治療することが出来、これらを心筋抑制薬または抗不整脈薬といいます。

7.4.1　アジマリン

　別の項（6.6.1）で述べているインドジャボクからはレセルピンとともにアジマリン（ajmaline、**図7.7**）も得られます。アジマリンの作用は同植物

から得られるレセルピンとは異なり、抗不整脈作用を有することが知られ、治療に応用されています。より具体的には、Ⅰa群の抗不整脈であり、突発性の不整脈（心室細動）を生じる心疾患であるブルガダ症候群が疑われる患者のST値の上昇を発見するためにしばしば用いられます。

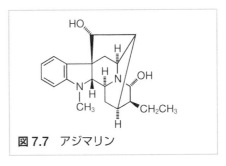

図7.7　アジマリン

7.4.2　リドカイン

抗不整脈薬のリドカイン（キシロカイン®）はNa^+チャネルを適度にブロックし、心筋細胞の異常な収縮を抑え、不整脈を治療します。これに対

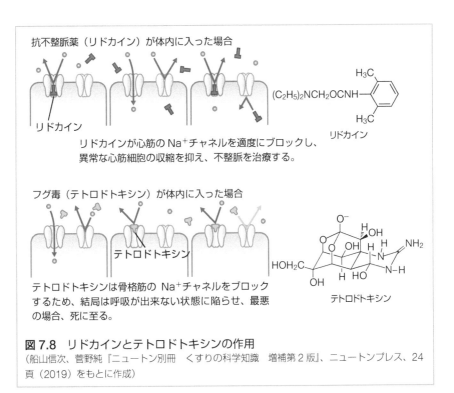

リドカインが心筋のNa^+チャネルを適度にブロックし、異常な心筋細胞の収縮を抑え、不整脈を治療する。

テトロドトキシンは骨格筋のNa^+チャネルをブロックするため、結局は呼吸が出来ない状態に陥らせ、最悪の場合、死に至る。

図7.8　リドカインとテトロドトキシンの作用
（船山信次、菅野純『ニュートン別冊　くすりの科学知識　増補第2版』、ニュートンプレス、24頁（2019）をもとに作成）

して、フグ毒のテトロドトキシンも同様に Na^+ チャネルをブロックするのですが、テトロドトキシンは心筋に影響することはなく、骨格筋を麻痺させるので、結局は呼吸が出来ない状態に陥らせ、最悪の場合、死に至ります。このように抗不整脈薬であるリドカインとフグ毒であるテトロドトキシンはともに Na^+ チャネルを阻害することで、一方は薬効を示し、他方は毒性を示すことになります（**図7.8**）。

7.4.3 キニジン

キニジン（quinidine、**図7.9**）はキニーネの右旋性異性体で、キニーネ

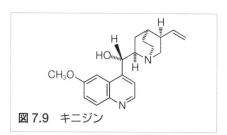

とともにキナ皮から得られます。心筋の興奮性を減弱して、刺激伝達系の興奮を低下させ期外収縮に有効です。ただし、副作用として、耳鳴りや視力低下、複視といった聴覚・視覚障害を起こし、頭痛や吐き気などを起こすこともあります。

図7.9　キニジン

7.5 血管拡張薬

　温血動物の心臓には冠状動脈という特別な血管によって血液が供給されています。この冠状動脈が硬化を起こすか、けいれんを起こして血液の供給が不足すると、酸素の不足のため、胸骨下部から心臓部に激しい痛みを引き起こし、これを狭心症といいます。また、動脈硬化症を起こした冠状動脈の内面には血栓が生じやすく、そのために血流が不足して、心筋の部分的壊死が起こり、心筋梗塞を引き起こします。心筋梗塞では、胸部圧迫やショック、急性心不全を起こして死に至ることも多いのです。

　このような発作を予防するために、他の節で述べる抗凝固薬（ワルファリンなど、7.8節）やコレステロール低下薬（スタチン系の薬物、9.2節）などが応用されますが、ここではやはり同じ目的に使用される冠状動脈拡張薬について述べることにします。

7.5.1 冠状動脈拡張薬

冠状動脈拡張薬は一般に平滑筋弛緩作用を有するものですが、けいれんを起こした冠状血管に対して特に強く抑制的に作用するものと考えられています。狭心症発作の治療にはすぐに作用することが大切で、亜硝酸アミルや亜硝酸エチル、ニトログリセリン、硝酸イソソルビドなどが応用されています（**図 7.10**）。一方、狭心症の予防には、作用が持続的な亜硝酸ナトリウム（$NaNO_2$）などが応用されます。

10.8 節で述べるバイアグラはもともとは血管拡張薬、すなわち、心臓の血管拡張作用を期待して開発された医薬品でしたが、その副作用が主作用となった薬剤です。バイアグラと、上記のような冠状動脈拡張薬を併用すると危険です。

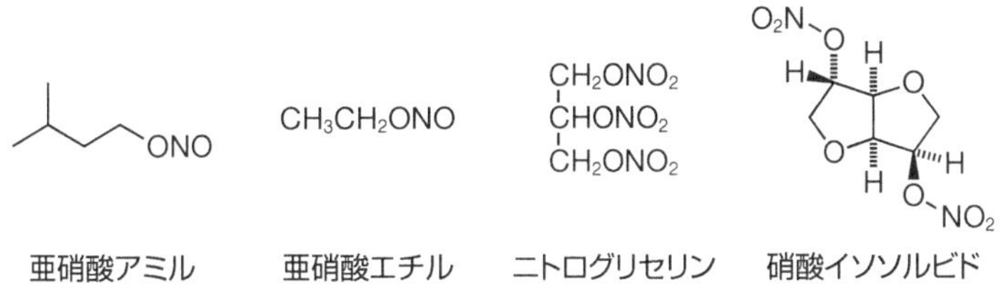

| 亜硝酸アミル | 亜硝酸エチル | ニトログリセリン | 硝酸イソソルビド |

図 7.10　冠状動脈拡張薬

7.6 貧血治療薬

貧血とは血液の単位容積あたりの赤血球数の減少、あるいはヘモグロビンの低下した状態を示します。貧血は自覚的には、皮膚蒼白、頭痛、めまい、心悸亢進、呼吸促進などの症状を呈します。しかし、厳密には赤血球数およびヘモグロビン量と、これに基づく色素指数の算定によって診断されます。

一般に赤血球数が $1\ mm^3$ 中、男性では 450 万以下、女性では 400 万以下、ヘモグロビン量が男性 80%以下、女性では 70%以下を貧血と称します。

貧血の原因には次のようなものがあります（**図 7.11**）。

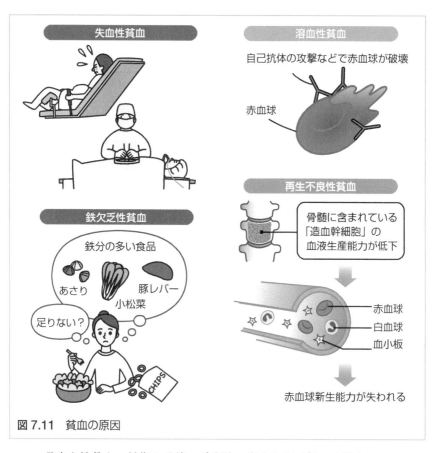

図 7.11　貧血の原因

①失血性貧血：外傷や分娩、手術時の出血などで起こる貧血

②溶血性貧血：赤血球が破壊されヘモグロビンが遊離して起こる貧血

③欠乏性貧血：骨髄の機能は正常であるが、造血に必要な素材の欠乏で
　　　　　　　起こる貧血

④再生不良性貧血：造血機能を営む骨髄の障害で赤血球新生能力が失わ
　　　　　　　　　れる貧血

　貧血の薬物治療にはその様相により、鉄剤や肝臓エキス、葉酸、ビタミ
ン B$_{12}$ などが応用されています。

7.7 血液凝固薬・止血薬

　血液の止まるしくみは、「一次止血」と「二次止血」に区別出来ます（**図 7.12**）。

　血管が傷ついて内皮細胞がはがれ、毛細血管基底膜のコラーゲンが露出すると、ここに血小板が粘着します。粘着した血小板からは、周囲の血小板を出血部位に集める物質が放出され、血小板の塊（血小板血栓）をつくり、血管の穴をふさいで止血します。これらを一次止血といいます。

　一次止血の後、カスケード反応といわれる血液凝固反応が起きて二次止血が始まります。最終的にプロトロンビンからトロンビンが形成されます。トロン

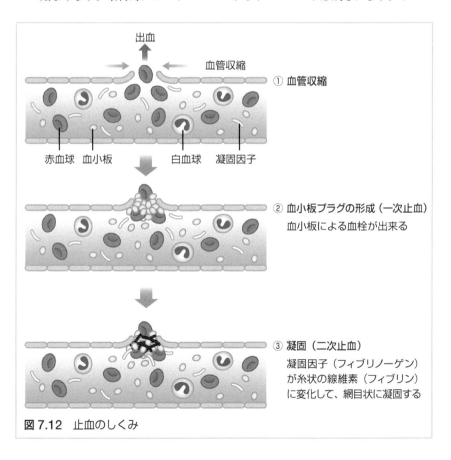

図7.12　止血のしくみ

ビンは、フィブリノーゲンをフィブリンに変化させます。網の目のようになったフィブリンには、血小板や赤血球が引っかかり、止血血栓（安定化フィブリン）をつくって血管の破れ目を修復し、二次止血が完了します（**図7.13**）。

　止血作用を有する植物は多くあります。中には、その名前にもなっているウコギ科のチドメグサ（*Hydrocotyle sibthorpioides*、**図7.14**）もあります。

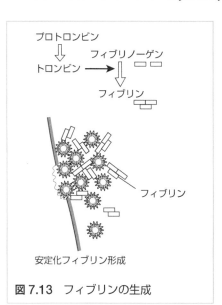

プロトロンビン
↓
　　　　　フィブリノーゲン
トロンビン　→
　　　　　↓
　　　フィブリン

フィブリン

安定化フィブリン形成

図7.13　フィブリンの生成

一般に植物にはタンニン、フラボノイド、アルカロイドなどが含まれており、これらの化合物はタンパク質と結合して組織を収れんさせる作用を有することから、これらが止血作用を呈すると解釈されています。

　チドメグサにはフラボノイド配糖体やタンニンなどが含まれますが止血作用の本態が明らかにされたという記載は見当たりません。ほかにも、止血作用があるとして有名な植物としては、ガマ（花粉）やカタバミ（葉）などもあります。

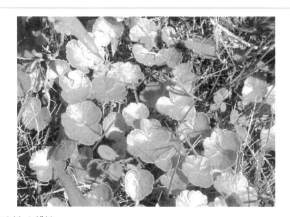

図7.14　チドメグサ
（日本薬科大学さいたまキャンパスにて）

7.8 抗凝固薬・抗血栓薬

　血液は血管から外に出ると固まりますが、この現象にはタンパク質の凝固因子と血小板が関わっています。この凝固因子にはビタミンKが必要であり、抗凝固薬のワルファリン（**図7.15**）はビタミンKのはたらきを抑えて血液を固まりにくくさせます。よって、もし、ワルファリンを服用しても外からビタミンKを多量に摂取すると凝固因子は再度活性化してしまいます。

　そのため、ワルファリンを服用している場合には、パセリやクロレラ青汁のような緑黄色野菜や海藻のようなビタミンKを多く含む食品は控えなければいけません。さらに、納豆は特に控える必要があります。なぜなら、納豆菌は私たちの体内に入ってからもさかんにビタミンKをつくり出す性質をもっているからです。

　ビタミンK_2（止血機構賦活ビタミンK_2／メナテトレノン（menatetrenone）、**図7.16**）は抗生物質投与時やクマリン系殺鼠剤中毒時に起こる低プロトロンビン血症にも応用されます。

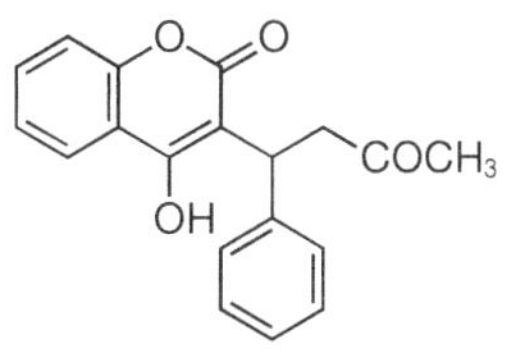

図7.15　ワルファリン

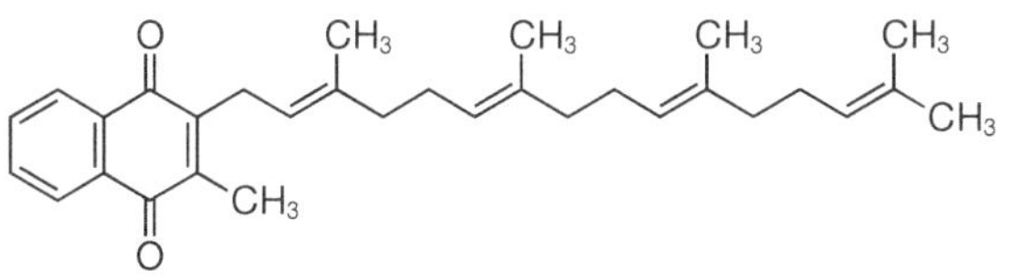

図7.16　ビタミンK_2

7.8.1　納豆とワルファリン

　血液の凝固を阻止するためにワルファリンを服用しているときには納豆を食べてはいけません。なぜなら、ワルファリンは血液凝固に関与するビタミンKの作用と拮抗することで効果があらわれますが、納豆にはビタミンKが大量に含まれることから、このワルファリンの作用の邪魔をしま

す。それだけではありません。納豆菌は腸内でもさかんに活動しビタミン Kをつくり出すのです。そのため、ワルファリンの効果が得られなくなります。この場合、あたかも納豆が毒作用を呈するようなものとなるわけです（**図7.17**）。

ワルファリンのような薬を服用する際には必ずや薬剤師から服薬指導として「納豆の摂取を避けるよう」説明があるはずですから、その指示に従ってください。

なお、ワルファリン（warfarin）という名前はこの研究が行われた Wisconsin Alumni Research Foundation（WARF）の頭文字とクマリン（coumarin）の語尾を合体して名付けられたものです。その出発物質

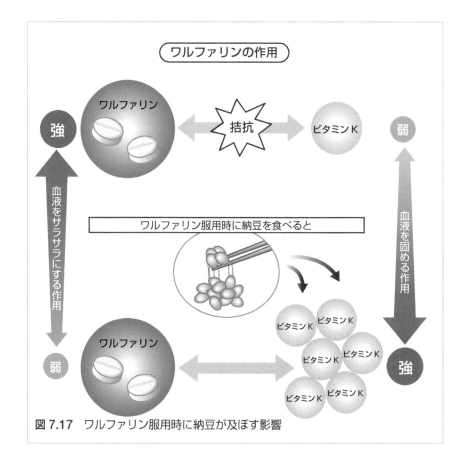

図 7.17 ワルファリン服用時に納豆が及ぼす影響

はスイートクローバーから得ら
れたジクマロール（dicumarol,
dicoumarol、**図 7.18**）です。
ジクマロールは 1920 年代に
次々に関節や筋肉内に出血を起
こして家畜が死ぬ事故の原因物

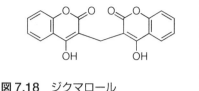

図 7.18 ジクマロール

質として得られました。そして、このジクマロールをもととしてワルファ
リンが 1948 年に創薬されたのです。

7.8.2 アスピリンと抗血液凝固作用

　血液を固まりにくくし、脳梗塞や心筋梗塞を予防するために小児用バファ
リン®や少量アスピリン製剤（バイアスピリン®）を服用している方も多
いと思います。少量のアスピリンには血液を固まりにくくする作用がある
のです。ただし、「少量」というのが重要です。

　血管に傷がつくと傷のついたざらついた表面に少量の血小板が貼り付い
て止血を試みますが、血小板は仲間を呼ぶ物質を放出して血液中の成分か
らフィブリンという「糸」をつくり出します。そうすると、この糸にさら
に血小板が絡まってくっついてさらに血小板の山が出来上がり、この構造
物が凝固因子を活性化して赤血球を巻き込んでさらに強固な固まり、すな
わち、血栓をつくって血流を止めてしまうのです。

　これに対して、少量のアスピリンは血小板の機能を落とし、血栓の形成
を抑えます。しかしながら、アスピリンの量が多くなると、血管がつくり
出している血小板を安定化させる物質も抑えてしまうため、血小板が血管
にくっつきやすくなってしまい、効果が相殺されてしまいます。このこと
をアスピリンジレンマと称されることがあります。

7.8.3 t-PA の血栓溶解作用

　一方、血栓が出来てしまって救急搬送された場合、すでにある血液の固
まり（血栓）を溶かすことが必要となります。血液には固まった血液を溶
かすメカニズムも備わっており、線維のように絡まった固まりを溶かすと
いう意味で「線溶系」と名付けられています。そこで、必要に応じて血栓
を溶かすことを目的とした「線溶系」の研究が始まりました。

溶血性連鎖球菌は溶血成分ストレプトキナーゼをもっています。私たちの身体は細菌によっておかされ、傷んだ組織に血液の固まりの壁（血栓）をつくって侵入を拒みますが、この溶血性連鎖球菌はストレプトキナーゼのはたらきで血栓を溶かし、感染を広げていきます。

　ストレプトキナーゼとは、連鎖球菌（ストレプトコッカス）由来の酵素（キナーゼ）という意味で、血栓を溶かす薬となりました。さらに、ヒトの尿中にも血栓を溶かす物質であるウロキナーゼが含まれます。ウロキナーゼはウロ（尿の）とキナーゼを合わせた造語です。しかしながら、ストレプトキナーゼもウロキナーゼも部位を特定せず血栓を溶かしてしまうので、これらを投与すると身体についたわずかな傷からでも大出血をきたすことになります。そのため、必要とされる場所だけにはたらく薬剤が必要となり、その結果、ヒトの血管から異常な血液の固まりだけを溶かす物質であるt-PA（Tissue Plasminogen Activator、TPAとも）が発見されました。

　しかし、ヒト由来のt-PAを得ることは、この物質がごく少量のため困難でした。ところが、1980年代に、ある悪性黒色腫（ホクロのがん）を培養すると、その培養液中にt-PAが多量に含まれていることがわかりました。がん細胞は条件を整えると無限に増殖する能力をもっているので、継続的にt-PAを得ることが出来るようになったのです。ついで、t-PA生産に遺伝子組換え技術を応用することに成功し、t-PA生産の実用化と相なりました。この段に関しては、アメリカのジェネンテック社とわが国の東洋紡および住友製薬で開発されたt-PAとの間に特許の争いもありました。

7.8.4　ヘパリン

　血液が固まらないようにする薬品としてはヘパリンがよく知られています。ヘパリンは静脈血栓症などの治療や予防、そして、体外循環装置使用時やカテーテル使用時の血液凝固の阻止に用いられます。

　ヘパリンは酸性ムコ多糖類の一種で、その化学構造を他のよく知られた多糖類であるセルロース、アミロース、キチンと比較して**図7.19**に示します。ヘパリンはウロン酸2個とグルコサミン2個の計4個の単糖類からなるユニットのうち、一部硫酸化したものが多数結合した化学構造をしており、分子量は約30000～35000です。肝臓で生成されますがヘパリン製剤はウシ肺またはブタ腸粘膜などから作成されます。

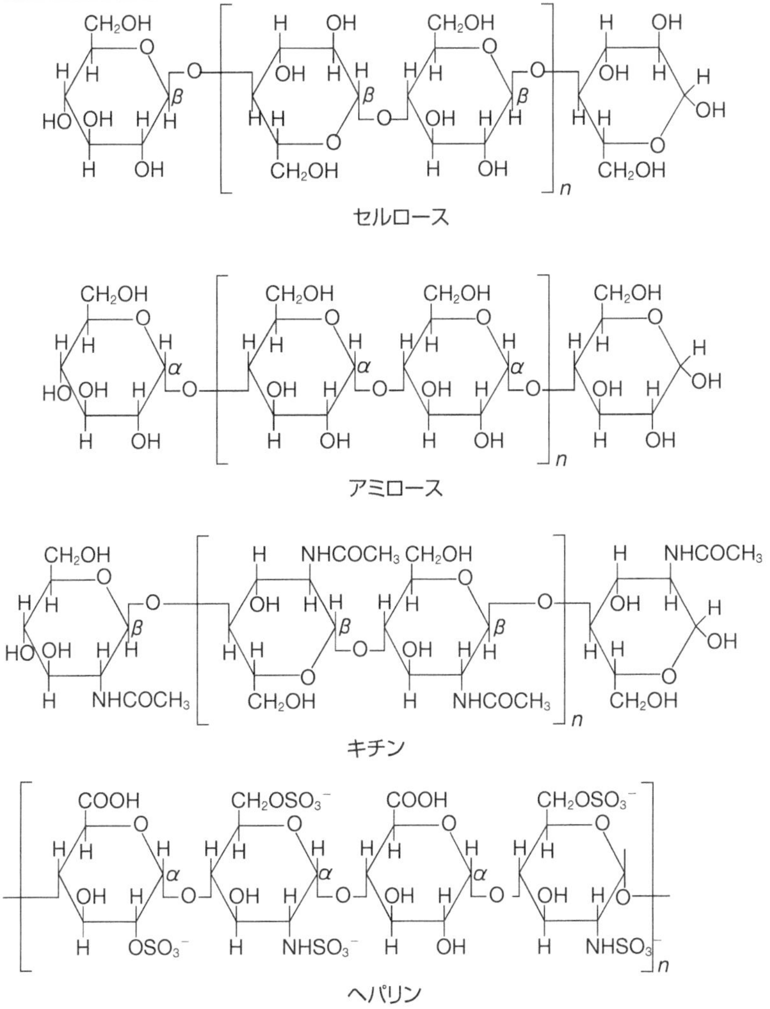

図 7.19 ヘパリンとその他の多糖類

　ヘパリンそのものに抗血液凝固作用はありませんが、生理的凝固阻止因子であるアンチトロンビンによる各種セリンプロテアーゼの不活性化作用を促進します。

7.9 白血病治療薬

　白血病とは血液のがんです。血液中の細胞には、赤血球、白血球、血小板がありますが、これらの血液細胞が骨髄で生成する過程でがん化してしまったのです。がん化した白血病細胞は骨髄内で増殖するため、正常な血液細胞が減少し、貧血を起こしたり、免疫系のはたらきの低下や出血傾向などの症状があらわれます。

　白血病には、がん化した細胞が急速に増殖する急性白血病と、ゆっくりと増殖する慢性白血病、その他白血病とがあります。また、それぞれがさらに分類されます。

　その治療法は、慢性骨髄性白血病では、薬物療法と移植療法とに分けられ、そのうち薬物療法においても分子標的治療薬や化学療法、インターフェロン α 療法などがあります。さらに、この中で化学療法に限ってもかなり複雑です。たとえば植物由来のビンクリスチンは急性リンパ性白血病の第一選択薬として、また急性骨髄性白血病の第二選択薬（第一選択薬は抗生物質のダウノルビシン）として使用されますが、その病態と治療薬の組み合わせは非常に複雑ですので詳しくは他の成書にゆだねることにします。

　砒素（As）には金属性のものと非金属性の同素体とがありますが、薬理学的には重金属として取り扱われます。生物にはいずれの砒素化合物も有害ですが、特に砒素の酸化物である亜砒酸（正確には無水亜砒酸 As_2O_3）は重篤な中毒を引き起こすので知られています。急性中毒では1時間以内に症状があらわれ、下痢、嘔吐、腹痛などの胃腸型と、呼吸中枢抑制などの麻痺型に分類されます。大量摂取の場合には、激しい胃腸炎を起こし、水溶性または出血性下痢を伴い、体温や血圧の低下をきたします。また、神経系の障害、栄養障害を起こし、さらに重症の場合は、皮膚潰瘍や黒皮症、角化症、黄疸や尿量の減少を起こします。亜砒酸のおおよその致死量は 100 ～ 300 mg とされています。

　亜砒酸の少量は原形質の SH 酵素を不活性化し、また、組織の壊死を起こす作用もあります。後者の作用を利用して白血病にも応用されるわけです。急性前骨髄球性白血病（APL）患者に対して亜砒酸により完全寛解に至った例もあるといいます。

非加熱血液凝固因子製剤と HIV 感染

　わが国では過去に、森永ヒ素ミルク中毒事件やサリドマイド事件、スモン事件、カネミ油症事件など、私たちの体内に異物や薬と思っていたものが入ることによって多くの犠牲者を出した事件があります。この段は幾重にも反省し、二度と起こらないように気をつけるべきことであったはずでした。

　しかしながら、1980 年代になって、血友病患者に対して、本来ならば加熱処理してウイルスを不活性化した血液凝固因子製剤を使用すべきであったところを、加熱していない製剤（非加熱製剤）を治療に使用したことによって、多数の HIV 感染者およびエイズ患者を生み出すという事案が発生してしまいました。この事件で刑事責任が問われたのは帝京大学ルートと呼ばれるものとミドリ十字ルートと呼ばれるものがありますが、その中心にいたのは「後天性免疫不全症候群の実態把握に関する研究班」（エイズ研究班）の班長の安部英帝京大学教授でした。また、厚生省（当時）の不作為も問題視されました。

　この感染の原因はヒト免疫不全ウイルス（HIV）に感染した海外の供血者の血液を原料に製造された血液凝固因子製剤を流通させて治療に使用したことでした。この背景にはエイズが感染後に、長期の潜伏期間を経て高い確率で発症することがわかったのが 1980 年代の後半であったことや、1986 ～ 1987 年頃までは、専門家の間においても、抗体陽性者の発症率は低いという見解もあったということがありました。

　その中で、安部英教授らは、すでに 1985 年 4 月に世界保健機関（WHO）が、世界各国に対して血友病患者の治療には加熱製剤を使用するように勧告していたにもかかわらず、非加熱製剤を患者に使用し続けていました。そこには、非加熱製剤の効果に期待した向きもあったのかもしれませんが、実は、クリオ製剤（加熱製剤）と比較して非加熱製剤は 50 ～ 60％の値引きがあって、非加熱製剤を使用することによって病院に莫大な経済的なメリットがあった（患者 1 人あたり約 135 ～ 160 万円／月）ことも含まれるというから呆れます。

　結局、わが国では、大変に残念なことに、なんと全血友病患者の約 4 割

にあたる 1800 人が HIV に感染してしまい、そのうちの約 600 人以上が
すでに亡くなったといわれています。

第8章 呼吸器・消化器系に作用する薬

この章では、喘息や鼻づまりなどの呼吸器疾患に関する薬および、胃潰瘍や便秘など胃や腸などの消化器に関係する薬について概観したいと思います。

8.1 気管支喘息治療薬

気管支喘息治療薬として発見されたエフェドリンは漢薬の麻黄（マオウ）から得られたアルカロイドです。

漢薬マオウは、中国に自生するマオウ科（Ephedraceae）マオウ属（*Ephedra*）植物である *E. sinica* などの地上部から調製される生薬です。マオウから塩酸エフェドリンが調製されます。

(−)-エフェドリン（(−)-ephedrine）はマオウの主成分であり、(−)-ノルエフェドリン（(−)-norephedrine）、(+)-プソイドエフェドリン（(+)-pseudoephedrine）および (+)-ノルプソイドエフェドリン（(+)-norpseudoephedrine）（**図 8.1**）も得られます。これらの化合物中、*pseudo* 体はそれぞれ、もとの化合物のジアステレオマーで、ベンジル位の立体異性体となります。

マオウの成分研究は、明治年間に東京衛生試験所技手の山科元忠（もとただ）によって進められましたが、山科は不運にも急死してしまいました。エフェドリンの最初の報告は 1885 年 7 月 17 日の日本薬学会における東京大学医学部製薬学科の長井長義による講演発表です。エフェドリンの結晶の単離は、同試験所の堀有造の手により 1887 年に成功しましたが、エフェドリンが文献に最初にあらわれるのは 1992 年になってからです。この化合物につ

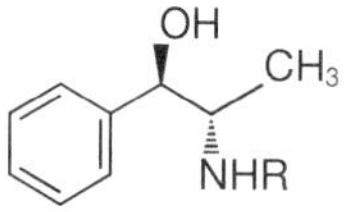

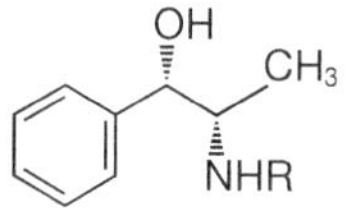

(−)- エフェドリン	R = CH_3	(+)- プソイドエフェドリン	R = CH_3
(−)- ノルエフェドリン	R = H	(+)- ノルプソイドエフェドリン	R = H

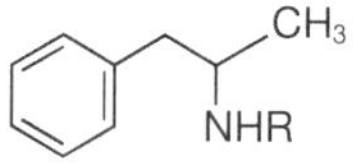

メタンフェタミン	R = CH_3
アンフェタミン	R = H

図 8.1　エフェドリンとその関連化合物

いては、その後、海外の研究者によって気管支喘息に有効であることが発見されました。エフェドリンはいわゆる交感神経興奮薬に属し、その作用は本質的にアドレナリン（adrenaline）に類似していますが、活性ははるかに弱いものです。

なお、エフェドリンから得られる化学誘導体に覚せい剤のメタンフェタミンがあります。メタンフェタミン（ヒロポン、デソキシエフェドリンなどともいう）とその関連化合物であるアンフェタミンからなる覚せい剤は、モルヒネやヘロイン、LSD、コカインなどとともに、現在、種々の社会問題を引き起こしているアルカロイドともいえます。

8.2　抗ヒスタミン薬

ヒスタミンには H_1 ～ H_3 の 3 種類の受容体が存在します。そして、目や鼻には H_1 受容体、胃には H_2 受容体、脳には H_3 受容体が関係します。

ヒスタミンは炎症反応によって肥満細胞から分泌され、血管拡張や血管透過性の亢進、頻脈、気管支収縮を引き起こします。この作用には主に H_1 受容体が関係します。また、胃壁細胞では胃酸を分泌させます。こちらには H_2 受容体を介して作用します。抗ヒスタミン薬にはこれらの作用を抑

制し、いわゆるアレルギー反応を軽減する作用があります。

　ヒスタミンの H_1 受容体に作用する薬剤（**表 8.1**）は抗アレルギー薬として作用します。たとえば、その第一世代の阻害薬としてはジフェンヒドラミン（diphenhydramine）やクロルフェニラミンなどが知られています（**図 8.2**）。これらの薬剤は血液脳関門（BBB）を通過して鎮静作用を発揮し、動揺病（乗り物酔い）にも有効です。この作用を利用して乗り物酔いを止める薬などとしても応用されています。ジフェンヒドラミンを配合した乗り物酔いを止める薬としてはトラベルミン® が知られています。一方、クロルフェニラミンはかゆみ止めの目薬などにも応用されています。ただ、副作用として眠気が生じます。

　なお、第二世代のヒスタミン H_1 受容体阻害薬であるロラタジンなどは

表 8.1　ヒスタミン H_1 受容体阻害薬

第一世代（鎮静性） H_1 受容体阻害薬 ジフェンヒドラミン クロルフェニラミン	1. 中枢神経系に移行する。 2. 鎮静作用、制吐作用、抗パーキンソン病作用、抗コリン作用など多彩な中枢神経系作用がある。 3. 制吐作用を利用して乗り物酔いに対しても使用される（ジフェンヒドラミン：トラベルミン®）。 4. 抗コリン作用があり、気道の線毛運動や気道分泌を抑制するために気管支喘息には使われない。
第二世代（非鎮静性） H_1 受容体阻害薬 メキタジン エピナスチン エバスチン ロラタジン	1. 中枢神経系に移行しない。血液脳関門を通過しにくい。 2. 鎮静作用など中枢神経系作用が少ない。 3. 抗コリン作用が少ないため気管支喘息にも使用出来る。 4. テルフェナジン（販売中止）は P450 系薬物代謝酵素（CYP）によって代謝される。それを抑制するケトコナゾール（抗真菌薬）やエリスロマイシン（呼吸器系によく使用される抗菌薬）と併用すると、血中濃度が上昇し重篤な不整脈が生じることがある。

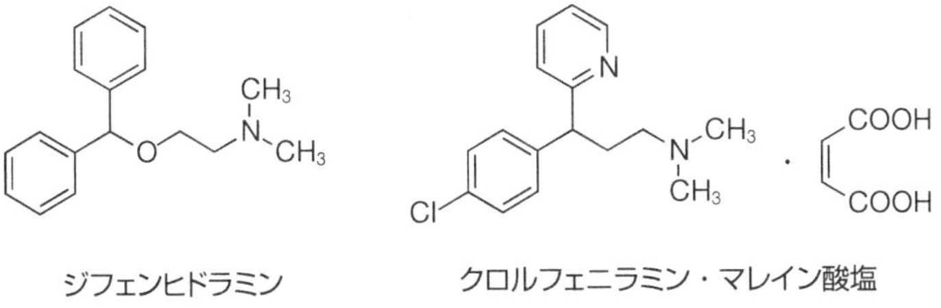

ジフェンヒドラミン　　　　クロルフェニラミン・マレイン酸塩
図 8.2　ジフェンヒドラミンとクロルフェニラミン

あまり眠気を催さなくなってきました。これらの薬物は血液脳関門を通りにくいため、中枢神経系の抑制作用が出にくい、すなわち、眠くなりにくくなっているのです。

8.3 胃酸中和薬

いわゆる制酸薬といわれる薬物であり、胃液中の塩酸を化学的に中和し、過酸症や消化性潰瘍の治療に用いられる薬物です。制酸薬の中和は必ずしもpH 7以上にする必要はなく、pH 3.5程度以上で十分に胃液の消化作用は抑制されます。なお、制酸薬は持続作用を有することが望ましいのですが、胃の内容がアルカリ性に傾くと、結果として、胃液の分泌が増大するとともに胃内容の排出が速やかとなり、制酸薬の使用間隔が短くなるので、多少酸性側に保持することが望ましいとされます。

この目的でよく使用される重曹（炭酸水素ナトリウム、sodium bicarbonate ／ $NaHCO_3$）は胃内で以下の反応が起き、腸液中の $NaHCO_3$ は余分になるので、再吸収されます。重曹は消化管から吸収されやすいため過剰に用いるとアルカローシスを起こしてしまいますし、胃内がアルカリ性となり中和に際して発生した CO_2 の刺激とあいまって、二次的に胃酸分泌が亢進するという欠点があります。

$$NaHCO_3 + HCl \rightarrow NaCl + H_2O + CO_2$$

制酸薬としては、上記の重曹のほか、炭酸カルシウムや炭酸マグネシウム、酸化マグネシウム、ケイ酸アルミニウム、ケイ酸マグネシウムなども応用されています。酸化マグネシウム（カマ、カマグ）には緩下剤としての応用もありますが、重篤な高マグネシウム血症が引き起こされることが報告されており、2008年9月には、高マグネシウム血症の初期症状と対処法、長期服用における定期的な血清マグネシウム濃度を測定することが使用上の注意に記載されました。腎機能低下、加齢、脱水、甲状腺機能の低下などで不要なマグネシウムを排泄することが出来なくなると、血中マグネシウム濃度が上昇します。マグネシウムを含有するものとしては、一時期ブームになった塩化マグネシウムを主成分とする「にがり」もあります。

また、分泌された酸を不十分に中和することは適切な治療とはいえませ

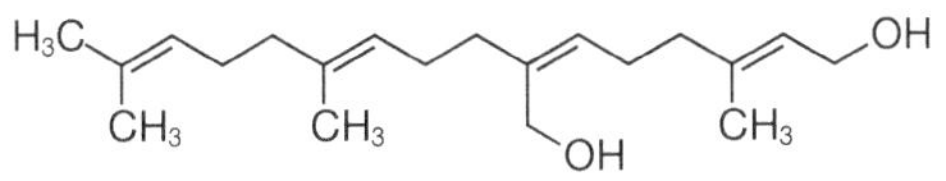

図8.3 プラウノトール

ん。なぜなら、胃酸を常に中和すれば、食物の消化吸収を妨げることになるので体力を消耗しますし、十分に中和出来なければ胃潰瘍が改善されないからです。そこで、次の2つの方策が考えられました。その1つは、胃酸の分泌を適当に抑える方策であり、この方法が後述の抗潰瘍薬である H_2 ブロッカーです。そして、もう1つは胃粘膜の保護のために自分が分泌する粘液により保護する方法です。胃粘膜を増やす薬剤はサプリメントに用いられているコエンザイム Q10 をもとにつくられました。この結果、得られたのがセルベックス®やケルナックです。なおケルナックはプラウノトール（plaunotol、**図8.3**）を成分として含む医薬品ですが、プラウノトールの植物原料を生産するタイの工場が閉鎖することにともない、2011年7月に製造中止となりました。そして、在庫のなくなる2012年3月あたりで在庫を売り切る予定とのことです。

　なお、市販薬のパンシロン®や太田胃散®などの健胃消化薬による高カルシウム血症と低カリウム血症の報告もあります。これらの医薬品からは、生薬成分による食欲亢進や腹部不快症状の緩和を思い浮かべますが、実は、効果の本質は重曹またはカルシウムによる胃酸の中和作用なのです。

8.4 花粉症治療薬

　私たちの身体には、私たちの身体が持つ物質とそうでない物質をはっきりと見分けて攻撃するしくみがあります。そのため、望ましくない細菌やウイルスが勝手に体内で増えたりしないようになっています。また、異物である花粉が入るとそれを追い出そうとする反応が起きるわけです。この反応が過剰に起きてしまったのが花粉症といわれるものです（**図8.4**）。花粉症を引き起こす植物には悪名高いスギやヒノキのほか、マツ、シラカバ、カモガヤ、ブタクサ、ヨモギ、イラクサなどが知られています。

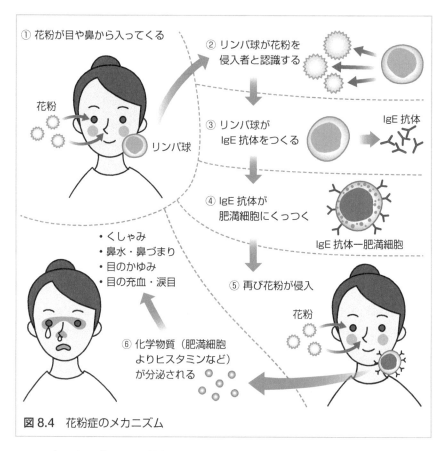

① 花粉が目や鼻から入ってくる

花粉

リンパ球

② リンパ球が花粉を
侵入者と認識する

③ リンパ球が
IgE抗体をつくる

IgE抗体

④ IgE抗体が
肥満細胞にくっつく

IgE抗体ー肥満細胞

・くしゃみ
・鼻水・鼻づまり
・目のかゆみ
・目の充血・涙目

⑤ 再び花粉が侵入

花粉

⑥ 化学物質（肥満細胞
よりヒスタミンなど）
が分泌される

図8.4　花粉症のメカニズム

　私たちの体はある程度の許容範囲をもって腸内細菌が腸で繁殖すること
を許していますが、この許容範囲が狭くなり腸が炎症を起こしてしまうと
炎症性腸疾患となるわけです。花粉に対しても同様です。敵として侵入し
てきた花粉に対して、白血球の中のリンパ球が敵（非自己）という認識を
すると、リンパ球どうしはサイトカインを介して連絡を取り合い、最終的
にヒスタミンを放出し、鼻水や涙、くしゃみ、鼻づまりなどを引き起こし
ます。ヒスタミン受容体にはH_1〜H_3があることを先に述べましたが、こ
のうちH_1受容体が炎症やアレルギー反応に関わっています。

　花粉症の薬としては、抗ヒスタミン薬のうち、H_1受容体へ選択的に結
合するエピナスチン塩酸塩（アレジオン®）やフェキソフェナジン塩酸塩
（アレグラ®）などがあります（**図8.5**）。

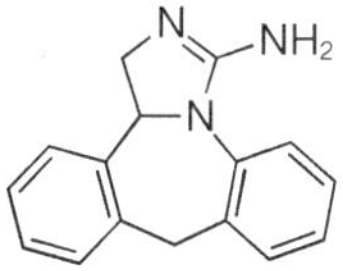

エピナスチン

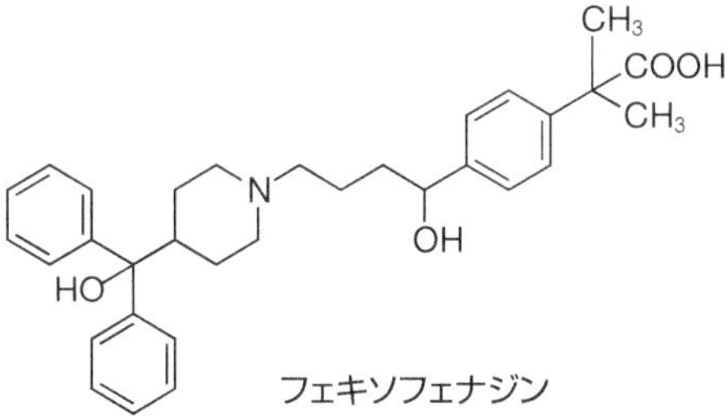

フェキソフェナジン

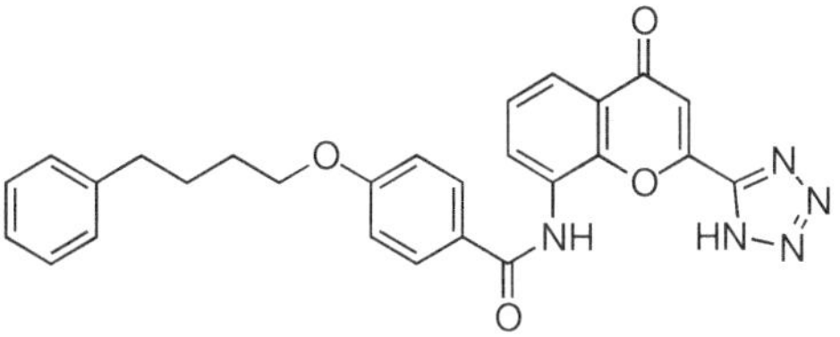

プランルカスト

図 8.5　花粉症医療薬

　一方、ドリエル® は H₃ 受容体、すなわち、脳にもはたらいてしまう前出のジフェンヒドラミン塩酸塩を主成分とする抗ヒスタミン薬です。ジフェンヒドラミン塩酸塩はもともとは皮膚のかゆみを鎮めたり、くしゃみや鼻水などのアレルギー症状を抑える目的で広く使われてきました。しかし、副作用として、服用することにより脳におけるヒスタミンのはたらきを抑えて眠くなります。

　このように、この薬物には副作用として眠くなる性質があるのですが、その後、ドリエル® はこのジフェンヒドラミン塩酸塩の副作用の方を応用して睡眠改善薬（第 2 類医薬品）として用いられることになりました。これらはいずれも現在、処方箋を要さず、薬局にて直接入手出来る医薬品です。ただし、ジフェンヒドラミンには、眼圧を上げたり、胃腸や尿管を収縮させる副作用もあることから、高齢者や緑内障、前立腺肥大の人には使用出来ません。その他の留意事項もありますから、第 2 類医薬品ではありますが、服用に際しては、薬剤師に相談するべきと思います。

　一方、ヒスタミンのはたらきだけをブロックしても不快な症状が改善しない場合には、アレルギーの悪循環を断つために、リンパ球のサイトカイ

ンを介したやりとりをブロックする薬剤があります。このような薬剤の中にはサイトカインの一種であるロイコトリエンのはたらきを抑える抗サイトカイン薬であるプランルカスト（オノン®、図 8.5）などがあります。

　花粉症の治療現場では、抗ヒスタミン薬から派生した抗アレルギー薬と、リンパ球の活性化を抑える抗サイトカイン薬を組み合わせて治療に応用しているわけです。

8.5 胃・十二指腸潰瘍治療薬

　かつて、胃潰瘍といえば、大変に重篤な症状になることもあり、手術をして胃を取ってしまうようなことも多い疾病でした。ブラックジョークですが、ある村に一人だけいた医師が、その手術が得意なのかあるいは好きなのか、胃潰瘍の患者が見つかれば、即、胃の摘出手術ばかりやっていました。そこでその村ではみんな胃がなくなっちゃったといいます。その結果、ついにそこの住民は皆胃のない「無胃村」になってしまいましたとか。ブラックジョーク以外の何ものでもないですが……。

　胃は細胞内の ATP をエネルギー源として、胃の内部に H^+（プロトン）を輸送し反対方向に K^+ を輸送する（これをプロトンポンプといいます）ことで、胃の内容を pH 1 という強い酸性環境にしています（**図 8.6**）。これは消化にとって重要であるとともに、胃潰瘍の原因にもなるため、制酸薬のターゲットともされています。すなわち、胃内のプロトンポンプを阻害することで胃酸分泌を抑え、消化器潰瘍や逆流性食道炎などによる胃痛や胸やけを防止したりする効果をあらわすことが出来るわけです。

　アレルギーなどに関与している神経伝達物質のヒスタミン（**図 8.7**）は、胃の壁細胞においては、プロトンを分泌する刺激となります。ヒスタミンには先にお話ししたようにいくつかの受容体があり、胃におけるこのヒスタミンのはたらきはジフェンヒドラミンのような H_1 ブロッカーでは阻害されず、シメチジン（cimetidine）のような H_2 ブロッカーによって阻害されます。ヒスタミンに H_1 以外の受容体のあることとともに、シメチジンのような H_2 ブロッカーを発見したのは、スコットランドの薬理学者であるブラック（James Whyte Black, 1924 〜 2010）博士らであり、彼ら

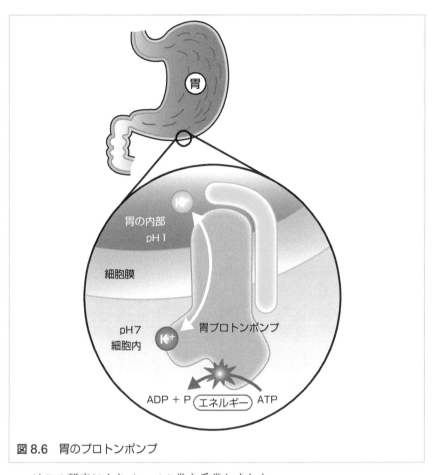

図 8.6　胃のプロトンポンプ

はこの研究によりノーベル賞を受賞しました。

　その後、ラニチジンや、ファモチジン（ガスター）などが開発されて今日に至ります。当初、ガスターの 20 mg 錠は医療用医薬品といって、医師の診断と処方が必要な医薬品でしたが、その含量を 10 mg としたガスター10® は OTC 医薬品に変更されました。先にも述べたように、このような医薬品はスイッチ OTC と呼ばれます。

　さて、先にブラックジョークとして無胃村の話をしましたが、今、どういう状況になっているかというと、そこに夢の新薬といって良いものがあらわれたわけです。すなわち、胃潰瘍が薬を内服することで治るようになったのです。しかも、その医薬品は、1997 年 9 月からは、第 1 類医薬品と

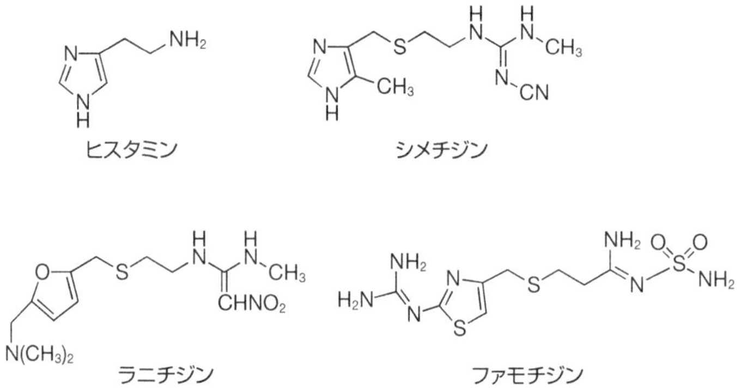

図 8.7　ヒスタミンと H₂ ブロッカー

して、薬剤師からの情報提供が義務付けられているものの、医師の診断や処方なしで手に入れられる OTC 医薬品となりました。

　胃潰瘍が患者さん自身の判断で手に入れられる OTC 薬で治せるようになったのですから、これを夢の新薬といわずして、何といいましょうかというぐらいです。文豪として知られる夏目漱石は胃潰瘍でずっと悩んでいて、結局はそれで命を落としています。あのときもしこれらの薬があったら、あとどんな小説が生まれたかと残念に思うところと、科学の発展というのはそういうものといわば達観せざるを得ないところがあります。なお、ガスター10®には、白血球減少、便秘、全身倦怠感、脱力などの副作用報告も出ていることも述べておきます。

　すでに述べたように、胃壁細胞からは胃酸（塩酸／HCl）が分泌され、この胃酸分泌が過剰になると胃潰瘍（胃の粘膜の傷）となってしまいます。そこで、このように分泌された胃酸を中和するのが先に述べた制酸薬であり、また、ここで述べた胃酸分泌を刺激するヒスタミンの H₂ ブロッカーですが、一方、胃酸を分泌するポンプ（H⁺，K⁺-ATPase）そのものを阻害するのがプロトンポンプ阻害薬（PPI：Proton Pump Inhibitor）です（**図 8.8**）。その例としては、ランソプラゾール（タケプロン®）やオメプラゾール（**図 8.9**）などがあります。

　ガスターのような H₂ ブロッカーは、いくつかある胃酸分泌刺激の経路のうち、ヒスタミンの経路だけを抑制するために作用が不十分なところもありましたが、PPI は、塩酸分泌の現場そのものを抑えるために、胃酸分泌

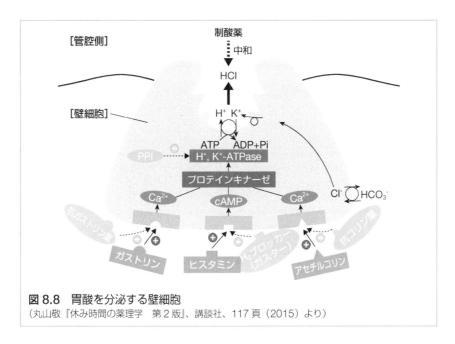

図8.8　胃酸を分泌する壁細胞
（丸山敬『休み時間の薬理学　第2版』、講談社、117頁（2015）より）

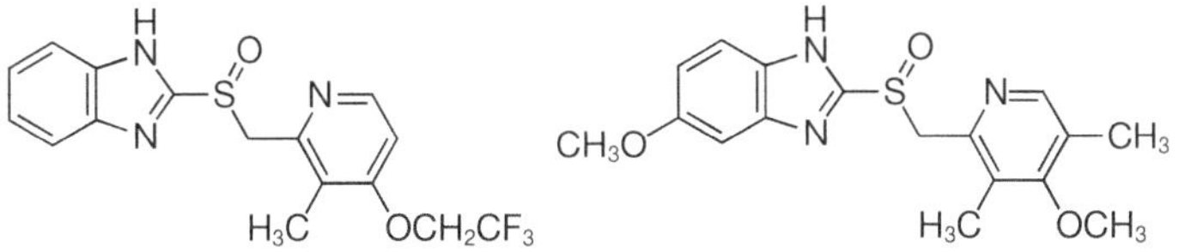

図8.9　プロトンポンプ阻害薬

ランソプラゾール

オメプラゾール

抑制作用が非常に強く、胃・十二指腸潰瘍によく使われます。そして、胃酸の食道への逆流によって起きる胸やけである逆流性食道炎やピロリ菌の抑制の点からも注目されています。

　しかしながら、このように、PPIは胃酸分泌を強く抑制することで疾患改善を行なうものの、腸内細菌叢のバランスが変わり、下痢や腸炎などの副作用を起こすことも知られるようになりました。

8.6 制吐薬

コンニャクイモやクワズイモの属するサトイモ科の植物にはウラシマソウなどの毒草が多いのですが、そのような中にカラスビシャク（**図8.10**）もあります。カラスビシャクの塊茎を生薬名ハンゲと称し、漢字では半夏と書き、鎮吐作用があります。この塊茎の形からか、あるいは塊茎を集めて業者に売るとお金になるためか、この塊茎を「ヘソクリ」ともいいます。民間で、つわり止めに応用されています。男には理解しようがありませんが、つわりのときには吐き気をもよおすとともに妙なものまでを口にしたがるそうで、かまど（へっつい）の灰を口にしたりしたくなったりするそうな……。なお、ハンゲは漢方処方にも用いられ、たとえば、小柴胡湯の処方は、サイコ（7）、ハンゲ（5）、ショウキョウ（1）、オウゴン（3）、タイソウ（3）、ニンジン（3）、カンゾウ（2）となっています。

なお、サトイモ科の仲間の植物には食べられないものが多く、たとえば、コンニャクイモには強いエグミがあり、そのままではとても食べられたものではありません。しかし、コンニャクに加工することによってとてもおいしく食べることが出来るようになるのです。よって、サトイモがそのま

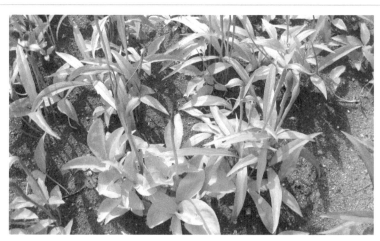

図 8.10　カラスビシャク
（東北大学薬用植物園にて）

ま食べられるのはむしろ例外的です。

8.7 腸に作用する薬・下剤

　下剤はその作用の強さにより、①軟下剤（便の稠度にはあまり変化なく排便の回数を多くする）、②緩下剤（便は粥状で排便数が頻回となる）、そして、③峻下剤（作用が激烈で液状便・疝痛・腹鳴・しぶり腹を伴う）の3つに分類されることがあります。ただし、この分類はあまり厳密ではないということも理解しておいてください。

8.7.1　ダイオウ

　大黄（ダイオウ、**図 8.11**）は上記の下剤の3分類のうち、緩下剤に分類され、その有効成分は腸内細菌によって加水分解されて作用します。古いものほど良いとされ、それらは古渡り大黄と称されて賞用されています。ダイオウは中国原産のタデ科のダイオウの根茎から調製される生薬です。

　ダイオウは古くから用いられてきた生薬で、東大寺の正倉院に756年に納められた生薬60種の中にも含まれています。このダイオウは当初、大変に大量に納められたようで、これらの生薬のリストである「種々薬帳」に

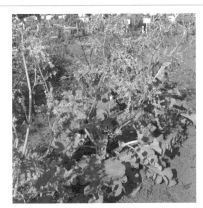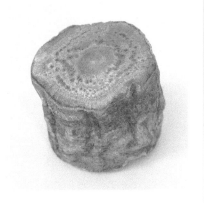

図 8.11　ダイオウ
（左：東京都薬用植物園にて　右：錦紋大黄／日本薬科大学木村孟淳記念漢方資料館蔵）

よれば、991斤8両（1斤＝223 g／1斤＝16両として、約221.1 kg）が納められています。そして、1927年の秤量記録によっても完全な携帯のもの2包（14.625 kg）、薬塵3包（16.687 kg）が記載報告されています。近年の技術を駆使した分析により、このダイオウにはまだ有効成分を保持していることが、柴田承二（1915 ～ 2016）東京大学名誉教授を中心とした研究班により証明されました（船山、ファルマシア、28巻、1131頁）。ダイオウは現在でも漢方の処方に用いられています。また、いわゆる漢方便秘薬と称されるものの主成分でもあります。

8.7.2　世界三大下剤

「世界○大○○」という言葉にならって、世界三大下剤をあげてみると、ダイオウ・センナ・アロエということになりましょうか。

ダイオウについては前項に述べた通りですが、センナは11世紀にアロエの後継の薬としてヨーロッパにもたらされ、現在では最も一般的な下剤の1つとなっています。一方、アロエはその葉から分泌される液汁を煮詰めたものに苦味があり、健胃薬・緩下薬とします。

大変に興味深いことに、その原料となる植物が全く異なるにもかかわらず、これら3種の下剤には共通の有効成分としてアロインやアロエエモジン、センノシドAのようなアントラキノン類と称する化合物が含まれています（**図8.12**）。

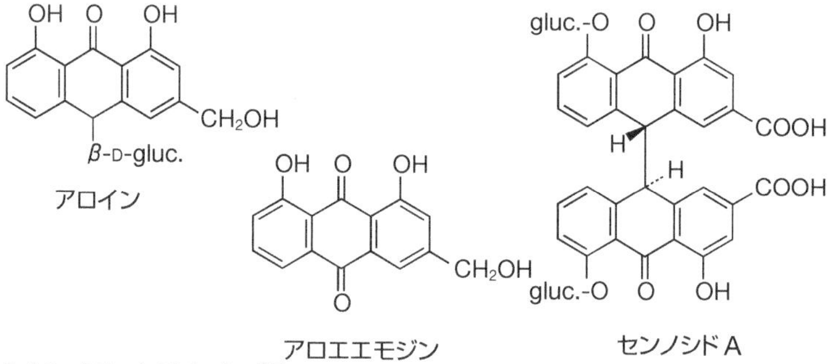

図8.12　アントラキノン類

8.7.3　ケンゴシ

　以上のほか、古い時代にわが
国に伝わった下剤としてはケン
ゴシがあります。ケンゴシは
「牽牛子」と書き、アサガオ（ヒ
ルガオ科、**図8.13**）の種子で
す。現在、アサガオと称してい
る植物は園芸植物とみなしてい
ますが、もともとアサガオは奈
良時代の末から平安時代のはじ
め頃に遣唐使が中国大陸からそ

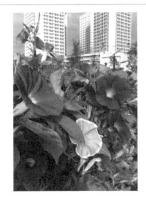

図8.13　アサガオ
（東京都世田谷区にて）

の種子を下剤とするために持ち込んだ薬用植物でした。

　ただし、ケンゴシは小腸に作用し、液状便を排泄させますが、疝痛を伴い
ます。その有効成分は樹脂配糖体のファルビチン（pharbitin）です。この
ようにケンゴシは強烈な下剤の作用を示しますが、疝痛を伴うこともあっ
て次第に使われなくなりました。しかしながら、その花がきれいなもので
すから、特に江戸時代に園芸植物として見直され、改良が重ねられて現在
に至っています。

8.7.4　ヒマシ油

　ヒマシ油とはトウダイグサ科のトウゴマ（蓖麻／ *Ricinus communis*）
の種子から得られる油で、小腸を刺激して下痢を起こす薬剤です。ヒマシ
油はそのままでは刺激作用はないのですが、十二指腸に至って加水分解の

$$
\begin{array}{l}
CH_2OCOR \\
| \\
CHOCOR \\
| \\
CH_2OCOR
\end{array}
+ 3H_2O \longrightarrow
\begin{array}{l}
CH_2OH \\
| \\
CHOH \\
| \\
CH_2OH
\end{array}
+ 3RCOOH
$$

（リシノール酸）

（グリセロール）

$$R = CH_3(CH_2)_5\text{-}\overset{R}{CH(OH)}\text{-}CH_2\overset{Z}{CH}=CH(CH_2)_7\text{-}$$

図8.14　ヒマシ油主成分の加水分解

結果、リシノール酸を分離（**図 8.14**）してそのナトリウム塩が刺激作用を呈して水様便を排出させます。

8.7.5 無機物

無機物の下剤の代表例としては硫黄（S）があげられます。硫黄は腸内細菌で還元されて硫化水素（H_2S）を生じ、このものが腸に刺激作用を示します。その作用は緩和で、常用量（内用 1 回 4 g、1 日 10 g）では疝痛を伴わないといわれます。

さらに無機物として酸化マグネシウム（MgO）は胃液の塩酸と作用して塩化マグネシウムと水を生じます。塩化マグネシウムは「にがり」の主成分の 1 つです。

$$MgO\ +\ 2HCl \rightarrow MgCl_2\ +\ H_2O$$

開国と科学の急激な発達〜世界的な偉業をなしとげた明治の科学者たち

　日本では鎖国をしていた江戸時代が終わり、明治時代になると、西洋とのさかんな交流が始まり、科学の発展が急激に進みます。薬に関連する学問分野でも、細菌学や有機化学などの発展に著しいものを見ることが出来ます。ここではそのような明治時代の学問の発展について概観してみましょう。

　長井長義（1845 〜 1929）は藩の医官長井琳章の長男として現在の徳島市に生まれました。長井長義は藩校で漢学・オランダ語を、また、父から本草学（薬用になる植物などを研究する学問）の手ほどきを受け、15 歳で元服し、父の代診を勤めるようになります。

　やがて、長井長義は上京して東京医学校（大学東校／東京大学の前身）に学び、1871 年には、明治政府による第一回欧州派遣留学生に選ばれ、プロイセン（ドイツ）に派遣されてベルリン大学にて医学を学びはじめます。しかし、そこで、有機化学の大家であるホフマン（August Wilhelm von Hofmann, 1818 〜 1892）教授の有機化学研究に関心が移り、医学から化学へと転身してホフマン教授に師事することになりました。その後、長井長義はホフマン教授の助手となり、1871 〜 1884 年の間、プロイセンにて化学研究に打ち込み、帰国後、東京大学医学部製薬学科教授となり、日本の薬学や有機化学の基礎を築きました。

　帰国後、長井長義らは漢薬マオウからエフェドリン（ephedrine）を単離し、その化学構造を明らかとしました。これが、日本の薬学黎明期の大きな業績となります。そして、エフェドリンは喘息の特効薬として人類の福音となりました。長井はドイツで発展した近代有機化学をわが国に導入したので、日本の近代有機化学の流れの 1 つは薬学分野から始まったといっても過言ではありません。一方、すでに述べたように、エフェドリンの化学変換によって得られる一成分はのちにメタンフェタミンあるいはヒロポンという名前で知られる覚せい剤となりました。

　実は、わが国には、もう 1 つの有機化学創世の流れがありました。それは、東北帝国大学教授の真島利行（1874 〜 1962）のグループによるものでし

た。真島は、うるしの有毒成分（かぶれ成分）であるウルシオール（urushiol）の研究などを行ないました。

　明治時代の日本人によっては、これらのほかにも、自然科学領域で世界的な業績が出されていることに注目されます。その中には、1889年の北里柴三郎（1852〜1931）による破傷風菌の純粋培養の成功、1900年の高峰譲吉（1854〜1922）によるアドレナリンの発見や、1908年の池田菊苗（1864〜1936）による現在の「味の素®」製造の特許取得、1909年の田原良純（1855〜1935）による「フグ毒の研究」の報告などがあります。

　細菌学の発展により、今度は感染症の予防・治療法が考えられることになります。その方法の1つには、コッホ（Robert Koch, 1843〜1910）のもとに留学中の北里柴三郎らにより開発されたジフテリア抗毒素のような免疫学的方法もありますが、一方、ヒトにとっては毒性が低いものの、病原微生物にとっては毒性が高いという性質（これを「選択毒性」といいます）をもつ化学物質を積極的に医療に応用するという方法も考えられました。これを化学療法（chemotherapy）といいます。化学療法は、コッホの弟子のエールリヒ（Paul Ehrlich, 1854〜1915）によって展開され、睡眠病の病原体である血液寄生性の原虫トリパノソーマに選択的に毒性を有するトリパンロート（Trypanrot、**図8.15**）や梅毒の治療薬となるサルバルサン（Salvarsan、またの名を arsphenamine、あるいは606号）が発見されました。前者の研究には北里柴三郎の弟子の志賀潔（1870〜1957）が、そして、後者にはやはり北里の弟子の秦佐八郎（1873〜1938）が協力しています。なお、サルバルサンは当初はモノマーと考えられていました（**図8.16**上）が、現在は三量体（図8.16 左下）または五量体（図8.16 右下）と考えられています。

　化学療法は、別項に述べる抗生物質の発見により飛躍的な進歩をとげて現在に至り、ついに人類は結核や梅毒などの大きな脅威を克服することに成功したのです。

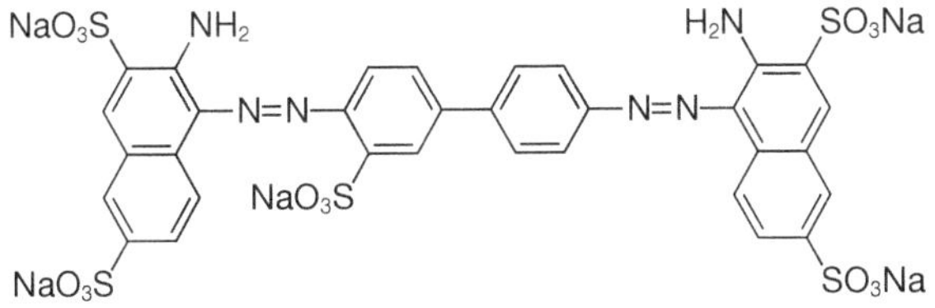

図 8.15 トリパンロート

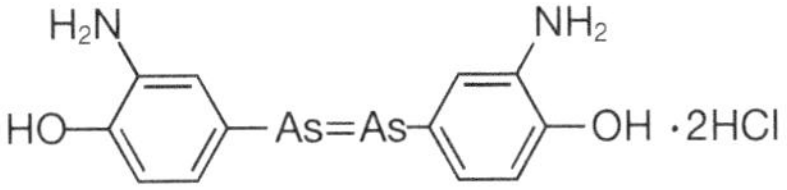

当初示されていたサルバルサンの化学構造式

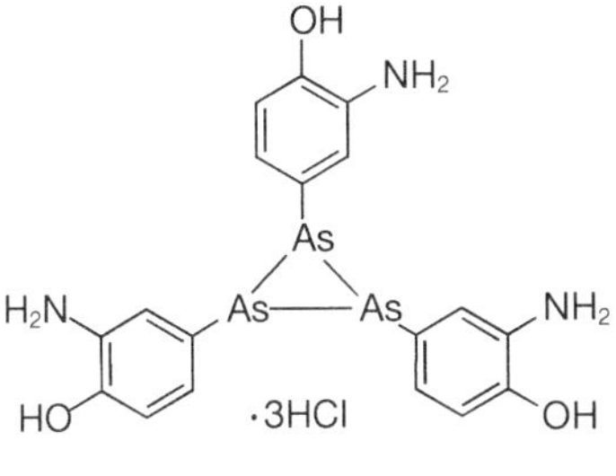

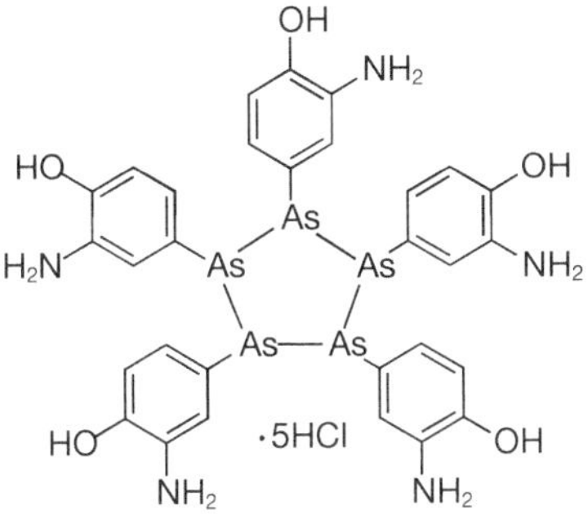

その後示されたサルバルサンの化学構造式（三量体および五量体）

図 8.16 サルバルサン

第9章 代謝系に作用する薬

この章では代謝系に作用する薬について述べることにします。まずは糖質代謝に関係するインスリン（insulin）の話をし、次にコレステロール代謝、そして、痛風治療薬、骨粗鬆症、酵素阻害薬そして利尿薬の話をしていこうと思います。このような代謝に関わる医薬品も私たちの健康を保つために大切な役割を果たしています。

9.1 糖尿病治療薬

9.1.1 糖尿病とインスリン

糖尿病には1型と2型があり、1型糖尿病は、主に自己免疫によって起こる病気です。すなわち、体内のリンパ球が誤って自分自身のインスリン生産工場である膵臓にある膵島β細胞を破壊してしまうことで発病します。1型糖尿病を発症すると、体内でインスリンをつくることが出来なくなってしまいますので、体外からのインスリンの補充が必須となります。これに対して、2型糖尿病では、遺伝や高カロリー食、高脂肪食、運動不足などを原因とし、インスリン分泌量やインスリンの効き具合が低下してインスリンの作用不足が起こるタイプの病態ということになります（**図9.1**）。こちらのタイプの糖尿病に対しては次項にて述べる血糖降下薬も有効です。

かつて、糖尿病は必ず死に至る病と恐れられていました。しかし、発見当時にはミラクルとも称されたインスリンが発見され、人類はこの状況から抜け出すことが出来ました。インスリンは私たちの体内にすでに存在するものを医薬品として使う点で特徴的です。当初は動物由来のインスリン

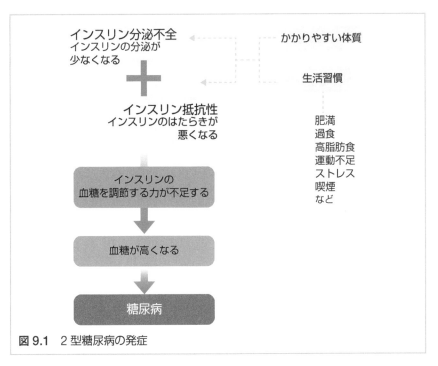

図 9.1　2 型糖尿病の発症

　が使われたりしましたが、今はヒトのインスリン（**図 9.2**）そのものが遺伝子組換え技術を応用することによって、大腸菌のはたらきにより製造されるようになりました。かつては不治の病であった糖尿病に立ち向かう手段を人類は持ったことになります。

　インスリンの発見は 1920 年のバンティング（Frederick Grant Banting, 1891 ～ 1941）の突飛ともいえる発想に始まります。その当時、1916 年にトロント大学で医学を修めた彼は、はやらぬ開業医をしていました。バンティングはこのアイデアをトロント大学の炭水化物の代謝の権威であったマクラウド（John James Richard Macleod, 1876 ～ 1935）教授に相談し、教授の 8 週間のスコットランド行きの休暇の間に、実験室と実験助手、そして 10 匹のイヌを使わせてもらうということになりました。この際、バンティングの助手を務めることに決まったのがベスト（Charles Herbert Best, 1899 ～ 1978）でした。

　彼らは短期間の実験のうちに膵臓から糖尿病のイヌに注射すると血糖を下げる活性のある物質（インスリン）を発見しました。予定の 2 ヵ月が過

ぎてこの研究に若干の目処がついた頃、この研究にはバンティングの要望で、マクラウド教授と生化学者のコリップ（James Bertram Collip, 1892〜1965）が加わり、より純度の高いインスリンの調製に成功しました。また、コリップはインスリンによって肝臓がグリコゲンを生成出来るようになることも発見しました。このような状況から、いつのまにか、この研究は、マクラウド教授の主導のもと、プロの研究者のコリップがリードする形となり、バンティングとベストは彼らの助手扱いとなっていました。そのため、バンティングおよびベストとこの2人との間は決裂し、コリップはチームを去ってしまいます。

やがて、インスリンはイーライリリー社によって商品化され、1923年に、この成果は、カナダ初のノーベル賞（生理学・医学賞）に選ばれました。受賞者はバンティングとマクラウドでした。バンティングはマクラウドも受賞者になると聞いて激怒し、ベストこそ受賞にふさわしいとし、ベストに賞金の半額を与えると宣言しました。これに対し、2週間後、マクラウドもコリップに賞金を半額分け与えると発表します。

バンティングは議会で終身年金を受領することが決まり、しかもわずかしか得られないインスリンの管理もしており、絶大な権力を握ることになりました。彼は、マクラウドへの敵意をあらわにしはじめ、様々な罵詈雑言をはきはじめます。ことあるごとに批判されたマクラウドはたまらず、1928年にはトロント大学退職に追い込まれ、イギリスに戻り、母校であるアバディーン大学教授となりました。そして、トロントでの出来事は決して口にすることがなかったといいます。彼の温厚な人柄は学生や同僚たちに好評でした。

一方、バンティングはといえば、トロント大学構内にバンティング・ベスト研究所が設けられたものの、今度は自分の名がベストと対等に扱われていることを快く思わなかったようです。そして、この研究所においてはその後何らのさしたる成果をあげることがありませんでした。彼は、1941年、軍医として戦地におもむく途中、飛行機の墜落で死亡してしまいます。バンティングがコリップと和解し、1941年2月にモントリオールのホテルで会ったとき、バンティングはコリップに「インスリン発見の功績の80%は君、10%がベスト、そして、残りがマクラウドと私だ」と語ったといいます。それはバンティングが事故死する5日前のことでした。

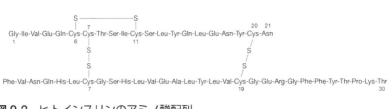

図 9.2　ヒトインスリンのアミノ酸配列

　ベストはその後マクラウドの後任としてトロント大学教授となります。しかし、彼にはいつもバンティングと名声を分かち合わなければならないという恐るべき運命がありました。バンティングはベストの台頭を警戒し、一方のベストは無知・粗暴なバンティングを尊敬していませんでした。しかし、この緊張関係もバンティングの死によって解消し、その後、ベストはヘパリンの単離その他の研究で評価もされ、晩年となって平穏な研究生活を送れることとなりました。

　後年、マクラウドはインスリンの発見において、ノーベル賞にうまく乗ったようにいわれることもありました。しかしマクラウドがいなければ、重要な役割を果たした生化学者のコリップが研究チームに加わることもなかったでしょうし、イーライリリー社が商品化に踏み出すこともなかったでしょう。さらに、マクラウドがインスリン抽出・精製から臨床試験までに至る全研究体制をうまく組織化しなかったならばもとよりこの研究がまとまることはなかったとも思われます。

9.1.2　血糖降下作用を示すサルファ剤誘導体

　1940年代にフランスの医師マルセル・ジャンボンは、人工抗菌薬であるサルファ剤を使用中に血糖値が下がる患者のいることに気がつきました。そこで、その後、サルファ剤の誘導体である種々のスルホニルウレア（尿素）誘導体が2型の糖尿病に対しての血糖降下薬として試され、実用化されました。この過程で、第一世代とされるトルブタミド（ラスチノン／販売中止）などを経て、第二世代のグリベンクラミド（オイグルコン®）などが開発され、さらに1995年には、1日1回の内服で済む第三世代のグリメピリド（アマリール®）が登場しました（**図 9.3**）。グリメピリドは、インスリン放出だけに頼らない血糖降下作用を発揮しているのではと考えら

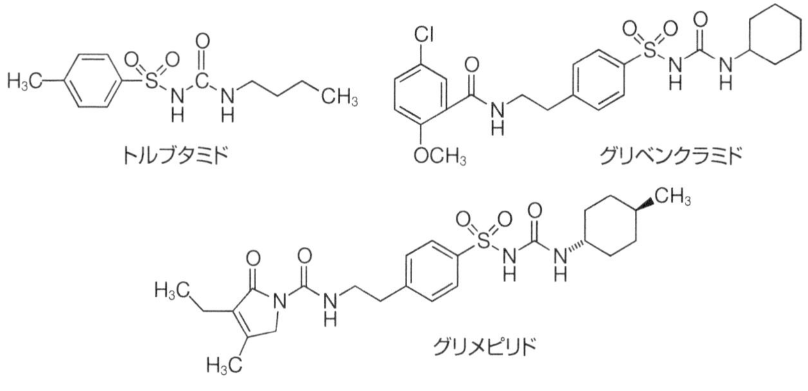

図 9.3 血糖降下薬であるスルホニルウレア（尿素）誘導体の例

れています。インスリンを放出させるために、膵臓を薬剤で刺激し続ける
と膵臓が疲弊してしまってインスリン分泌が低下すると考えられているこ
とからこの薬物の作用の仕方は優れていると考えられています。

9.1.3　ヒーラオオトカゲの血糖降下ホルモン

　腸内を糖が通過するときにインスリン分泌を促すホルモンが分泌されま
す。これが複数の酵素からなる「インクレチン（incretin）」です。ところ
が、インクレチンは分泌されると分解酵素の DPP4 によって数分で活性を
失ってしまうのです。

　そこで、分解されない血糖降下ホルモンの探索が行なわれ、その結果、
このスクリーニングにかかってきたのが、有毒なヒーラオオトカゲの毒で
あるエキセンディン-4（exendin-4）でした。ヒーラオオトカゲは体長 50
〜 60 cm あり、アメリカ南西部からメキシコ北部に生息し、その毒は牙を
通って獲物に注入され、噛まれた動物は有毒ペプチドであるエキセンディ
ン-4 の血糖降下作用により動けなくなるのです。また、この毒はアミノ酸
組成が異なるために酵素で分解されることはないのです。

　エキセンディン-4 は 39 アミノ酸からなるペプチド（$C_{184}H_{282}N_{50}O_{60}S$、
分子量 4186.57）です。このエキセンディン-4 が化学合成されたものがエ
キセナチドです。この薬剤は皮下注射によって投与されます。エキセナチ
ドは膵臓の膵島 β 細胞からの血糖依存的インスリン分泌促進などの作用を

示します。医薬品の総称名としてはバイエッタ®が使用されています。この薬剤の投与にあたっては、糖尿病の診断が確立した患者に対してのみ適用を考慮することとし、あらかじめ糖尿病治療の基本である食事療法、運動療法を十分に行なったうえで、前項に述べたスルホニルウレア剤単独療法、スルホニルウレア剤とビグアナイド系薬剤の併用療法、またはスルホニルウレア剤とチアゾリン系薬剤の併用療法を行なっても十分な効果が得られない場合に限り考慮することなどの留意事項があげられています。

9.2 高脂血症治療薬

　アメリカにて行なわれた疫学的調査により、血清コレステロール値と心筋梗塞の発症率を比較すると、高コレステロールの人は明らかに心筋梗塞を発症するリスクが高いことがわかりました。このことにより、高血圧や糖尿病の治療とともに高脂血症の治療も行なわれるようになり、血中コレステロール量を薬物により正常化させると高脂血症による動脈硬化や心筋梗塞、脳卒中などのリスクが低減されることも明らかにされています。

　体内のコレステロールは食物から摂取するものよりも、体内で合成する

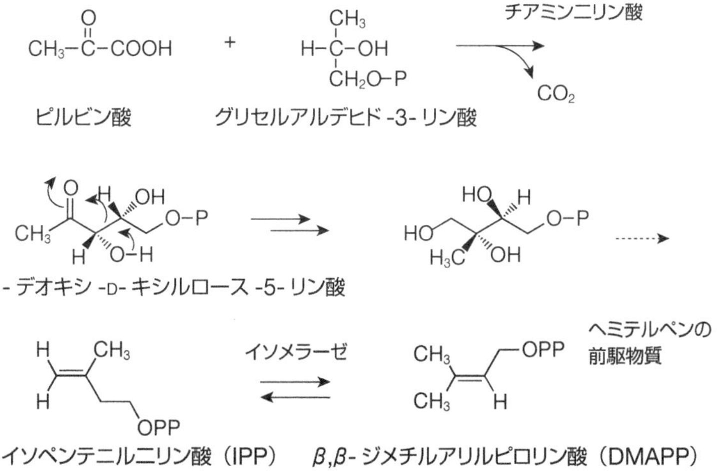

図9.4　デオキシキシルロース経路によるIPPの生合成

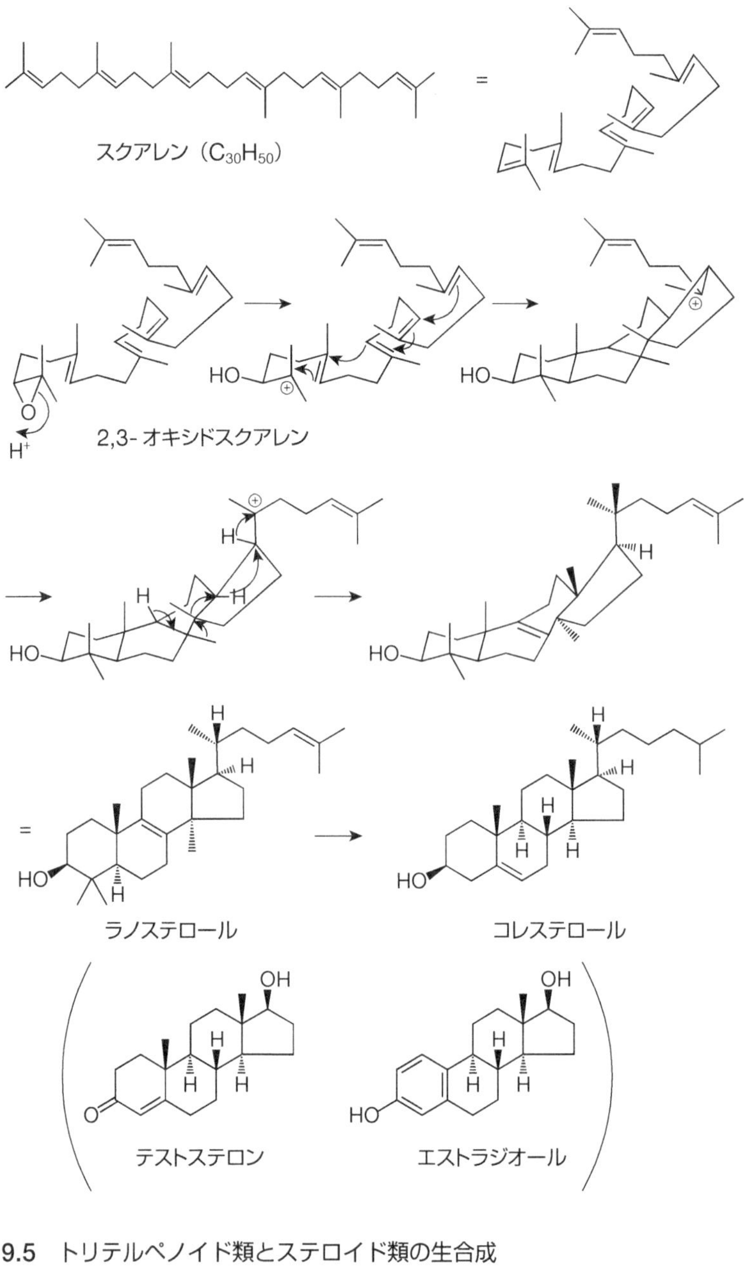

スクアレン（$C_{30}H_{50}$）

2,3-オキシドスクアレン

ラノステロール

コレステロール

テストステロン

エストラジオール

図 9.5 トリテルペノイド類とステロイド類の生合成

ほうがずっと多いのですが、体
内では小さな酢酸分子（炭素2
個からなる C2 単位）からヘミ
テルペンと称される C_5 ユニッ
トとなり（**図 9.4**）、このものが
6個結合したスクアレンから複
雑な経路をたどって生合成され
ます（**図 9.5**）。

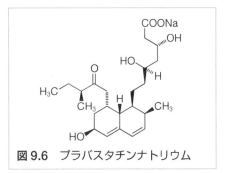

図 9.6　プラバスタチンナトリウム

　このコレステロール値を下げ
るには、生合成の後半部を阻害すると生合成途中の化合物が体内に蓄積し
てうるわしくありません。そこで、生合成のはじめのほうの HMG-CoA
（3-hydroxy-3-methyl-glutaryl CoA）還元酵素を阻害する化合物の提案が
行なわれました。その中で遠藤章（1933 ～）らにより発見されたのがスタ
チン系薬剤で、1989 年にはプラバスタチンナトリウム（メバロチン®、**図
9.6**）にたどりつきました。

　なお、スタチン系薬剤が血中コレステロール値の高い方によく使われる
ことが多いようですが、血中コレステロール値は単に低くすればするほど
よろしいのでしょうか。コレステロールは生体内のシグナル伝達に重要な
役割を担っている副腎皮質ホルモンや性ホルモンなどの生合成材料として
も重要なものです。体内のコレステロールの総量は 80 g ほどあるといわれ
ます。また、必要となれば、肝臓にてどんどんつくり出されるものです。
とすれば、まずは、食べ物から少々のコレステロールを体内に入れたとし
てもそんなに影響はないと考えるのが普通と思うのですがいかがでしょう
か。実際に、鶏卵などの食べ物からの大量のコレステロールの摂取が身体
に悪いといわれていたことも近年は否定的です。なお、スタチン系の薬剤
には、横紋筋融解症のような重大な副作用も知られてきており、その使用
には慎重になるべきではないかとも思います。

9.3　痛風・高尿酸血症治療薬

痛風や高尿酸血症の治療薬には、現在の発作を抑える薬と、将来の発

作を予防する薬とがあります。ここでは、その前者であるコルヒチンと、それを含む植物についてお話しします。

9.3.1 イヌサフランとコルヒチン

イヌサフラン（*Colchicum autumnale* 図 9.7A・B）はその学名からコルチカムともいい、イヌサフラン科（旧ユリ科）の植物です。この植物は秋に花茎だけを伸ばして花を咲かせ、春になってから葉が出てきます。このイヌサフランから（主に球根から）はコルヒチン（colchicine、図 9.7C）というアルカロイドが得られますが、このアルカロイドは細胞分裂に際して微小管の主要タンパク質であるチューブリンに結合して微小管の形成を妨げるため、園芸の領域にては倍数体を作成するためなどに用いられます。また、好中球の活動を阻害して抗炎症作用をもたらします。コルヒチンの痛風における疼痛抑制と抗炎症作用はこのためであり、痛風の特効薬ともされるわけです。

イヌサフラン科に属するほかの植物として、グロリオサ（*Gloriosa rothschildiana*、別名ユリグルマ）という植物もあります。この植物は夏になると赤や黄色のとてもかわいらしい形をした花（**図 9.8A**）をつけます。そして、その根（図 9.8B）は大変に大きくなり、長さ 20 cm ほどにもなります。この根をヤマノイモと勘違いしてすりおろして食べて中毒したという事故がありました。それは、この根にもコルヒチンが含まれているからです。イヌサフランとグロリオサは全く異なる形の花を咲かせますが同じ科の植物であり、いずれにもコルヒチンが共通に含まれていることは興味深いことです。

なお、コルヒチンは分子中に窒素を含みアルカロイドの一種であることは間違いないのですが、その窒素はアミドとなっており、塩基性を示しません。また、その生合成の前駆体はインドール骨格を有するオータムナリン（autumnaline、図 9.8C）であり、とてもユニークかつ複雑な経路をたどって生合成されます。

A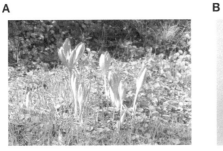

B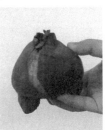

C

H₃C—O 構造（コルヒチン）

図9.7 （A・B）イヌサフランと（C）コルヒチン
（A：新潟県立植物園にて　B：仙台市太白区にて）

A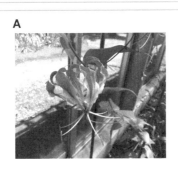

B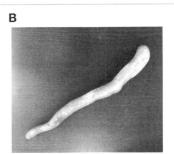

C

オータムナリン

図9.8　グロリオサの（A）花・（B）根と（C）オータムナリン
（A・B：日本薬科大学薬用植物園にて）

9.4 骨粗鬆症治療薬

　骨粗鬆症とは、骨の強度が低下してもろくなり、骨折しやすくなる病気です。骨の強度が低下する原因としては、女性ホルモンであるエストロゲンの減少、加齢、運動不足などの生活習慣の3つが考えられます。とりわけ、加齢とエストロゲンの減少の起きる閉経後の女性が発症しやすいことが知られています。

9.4.1　エルカトニン

　破骨細胞とは、骨再構築過程において、骨を破壊（骨吸収）する役割を専門に行なう大形かつ樹枝状の運動性細胞で、一般に数個から数十個の核を有します。破骨細胞はカルシトニン（calcitonin）や副甲状腺ホルモンによってそのはたらきがコントロールされていて、カルシトニンは血中のカルシウム濃度を下げるはたらきをするほか、破骨細胞のはたらきを抑制します。一方、副甲状腺ホルモンは骨芽細胞によるカルシウムイオンの細

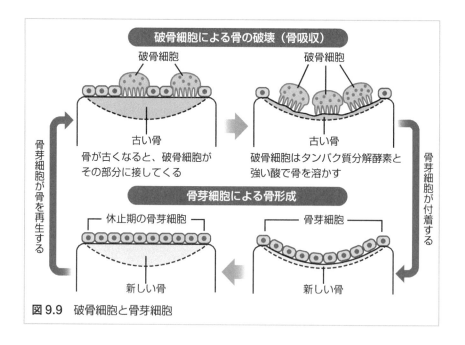

図9.9　破骨細胞と骨芽細胞

胞外液への輸送と破骨細胞による骨吸収を促進し、カルシウムイオンの量を増やします（**図9.9**）。

　骨粗鬆症治療薬として、エルカトニン（elcatonin）が知られています。エルカトニンは分子量3000あまりの合成カルシトニン誘導体であり、破骨細胞のカルシトニン受容体に結合して破骨細胞活性を抑制して骨吸収を抑制します。

　また、エルカトニンは疼痛抑制性のセロトニン神経系を介して鎮痛作用を示すために、骨粗鬆症における疼痛緩和にも役立ちます。

9.4.2　豆腐とイソフラボン

　豆腐は、いわずと知れたダイズ（*Glycine max*、マメ科）の種子を材料として作る食品です。大豆は「畑の肉」と呼ばれ、良質のタンパク質をはじめ豊かな栄養素を含むことでよく知られています。この大豆にイソフラボン類が含まれているのです。含まれている主なイソフラボン類はダイゼインやダイジン、ゲニステイン、ゲニスチンなどですが、これらのイソフラボン類には女性ホルモン様作用があるとされ、更年期障害や美容、生活

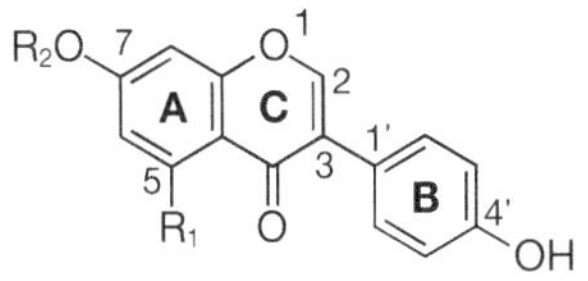

ダイゼイン	$R_1 = R_2 = H$
ダイジン	$R_1 = H, R_2 = glu$
ゲニステイン	$R_1 = OH, R_2 = H$
ゲニスチン	$R_1 = OH, R_2 = glu$

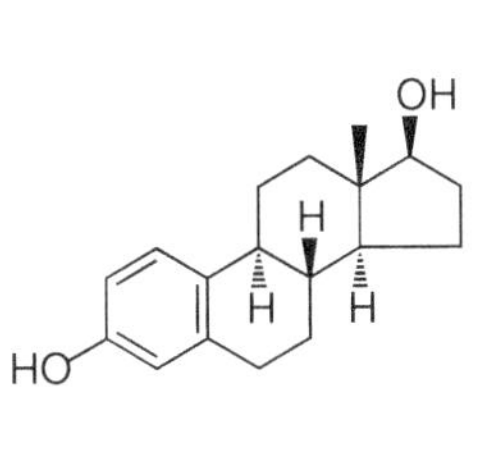

エストラジオール 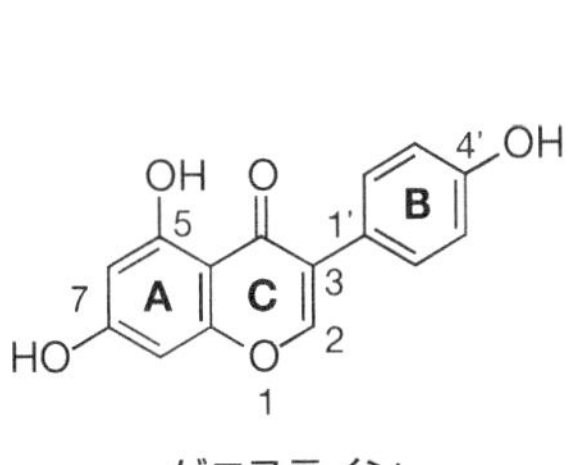　　　　　　ゲニステイン

図9.10　エストラジオールとゲニステインの化学構造比較

習慣病や骨粗鬆症の予防などに効果があるとされました。この根拠の1つとして、これらのイソフラボン類と女性ホルモンの化学構造が空間的に占める位置が類似していることといわれます。**図9.10**に、女性ホルモンとゲニステインとの比較も示します。

なお、大豆は男性が摂取しても良い効果のある食物です。大豆は、豆腐、納豆、豆乳、きな粉、味噌などの食品に使われています。ただし、本来、イソフラボン類は主に大豆の「胚芽」の部分に含まれており、食物として考えた場合には、味を損なう成分にあたるといわれます。

9.4.3　イプリフラボン

ムラサキウマゴヤシ（Medicago sativa、マメ科）は昔から動物を丈夫に育てる牧草として家畜に与えられてきましたが、イソフラボンを豊富に含んでおり、このイソフラボンをモデルとして医薬品のイプリフラボン

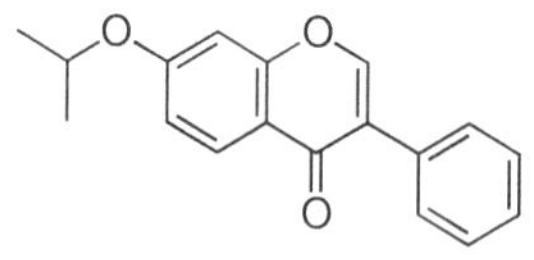

図9.11　イプリフラボン

（オステン®、**図9.11**）が開発されました。イプリフラボンは骨吸収を抑制する女性ホルモン様作用を有しているため、骨粗鬆症に応用されています。

9.5　酵素阻害薬

生体においては種々の酵素がはたらいていることから、これらの酵素を阻害することによって何らかの薬として作用する化合物があります。たとえば、6.7.1で述べたアルツハイマー型認知症の治療薬として知られているドネペジル（アリセプト®、図6.14）やリバスチグミンなどは酵素阻害薬の一種です。

9.6　利尿薬

利尿薬とは、血液中の余分な水分を尿として体外に排出させることを促

進する薬です。尿の量が増えると、血液の体積が減ることになり、血圧が下がったり、心臓の負担が減ることになります。そのため、利尿薬は高血圧や心不全の改善にも応用されてきました。また、近年の高血圧症の薬にはあらかじめ利尿薬が配合されるようになってきました。

9.6.1 サルファ剤

サルファ剤は 1930 年代に登場した抗菌薬ですが、このサルファ剤が投与された患者の尿量が増える現象が見いだされました。その結果、1950 年代にはアセタゾラミド（ダイアモックス®）が開発されています。さらにアセタゾラミドの効果が高められたトリクロルメチアジド（フルイトラン®）などのサイアザイド系と称される利尿薬が開発されました。一方、フロセミド（ラシックス®）などの異なるメカニズムによってはたらく利尿薬も開発されています（**図 9.12**）。

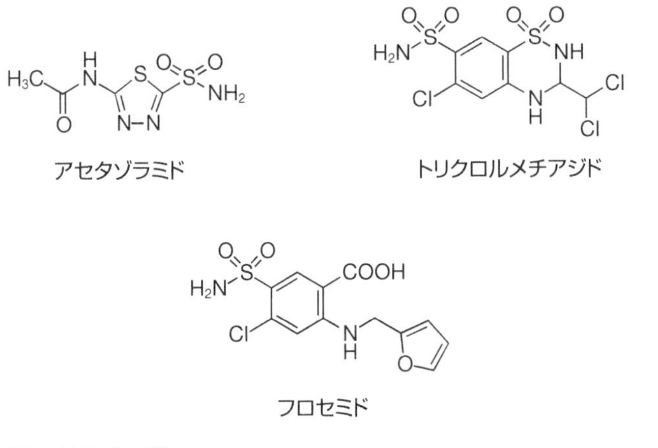

アセタゾラミド

トリクロルメチアジド

フロセミド

図 9.12 サルファ剤

インスリンが関係する日本の事例

大阪堺市の事件

　大阪堺市で多量のインスリンを父親に注射して殺害したとされる殺人容疑にて建設会社社長のＡ．Ａ．容疑者（当時 44 歳）が逮捕されました。

　死亡した父親（当時 67 歳）は、糖尿病を患い、インスリンを常用していましたが、2018 年 1 月 20 日と同月 26 日に低血糖状態で倒れ、2 度目に倒れた際に意識が回復しないままに亡くなったのです。どうやらＡ容疑者は自分に処方されていた睡眠導入剤を父親に服用させたうえで大量のインスリンを注射したとみられており、父親の遺体からはその睡眠導入剤成分が検出されました。また、容疑者のパソコンにはインターネットにて「インスリン」や「低血糖」などのキーワードにて頻繁に検索していた記録があったこともわかっています。

看護師仲間 4 人による事件

　一方、1998 年には、福岡県久留米市において、看護師仲間 4 人による「連続保険金殺人事件」が発生しました。この事件においては、Ｊ．Ｙ．、Ｍ．Ｔ．、Ｋ．Ｉ．の 3 看護師が 1998 年 1 月 24 日にＫ．Ｉ．の夫（当時 39 歳）の静脈に空気を注射して殺害し、保険金約 3500 万円を騙し取りました。その後、1999 年 3 月 27 日には、Ｈ．Ｉ．看護師を加えた 4 人がＨ．Ｉ．の夫（当時 44 歳）の鼻から胃にチューブを入れ、大量のウィスキーを流し込んで殺害して保険金約 3300 万円を騙し取りました。さらに 2000 年 5 月 29 日にはＴを除く 3 人がＴの母親にインスリンを注射して殺害しようとしましたが、抵抗されて未遂に終わるという事件を引き起こしました。

　2006 年 5 月、福岡地裁は「異常な金銭欲に基づく冷血非情な犯行」として、Ｙに死刑、Ｔに無期懲役、Ｈ．Ｉ．に懲役 17 年を言い渡しました。Ｋ．Ｉ．は判決前に病死したため公訴棄却となりました。

インスリン投与と自動車運転

　なお、現在のわが国の道路交通法では、「精神障害者や知的障害者に免許を与えない」という以前の各項は廃止されているものの、意識障害を起こす可能性のある患者さんについては免許交付停止、免許取り消しの規定が

設けられています。インスリンの自己注射や血糖降下薬を服用している患者さんはこの規定に相当することになりますが、この規定は申告制なのでほとんど申告されていないのが実情だそうです。

第10章 これら以外に作用する薬

この章ではここまでの章で述べきれなかったその他の系の医薬品について取り上げていきたいと思います。その他とはいっても決して付け足しではなく、それぞれが重要な役割をもつ医薬品です。抗生物質などについてはその分野だけでも十分に成書になるものであることから、より詳しく知りたい方はそれらの成書をご覧ください。

10.1 免疫抑制薬

免疫反応がきっかけとなって生体に起こる病的な過程をアレルギー（allergy）といいます。アレルギーは広い範囲の病変に関与していて、その中には血清病、蕁麻疹、アレルギー性鼻炎、気管支喘息、アナフィラキシー、接触性皮膚炎、同種移植拒絶反応や自己免疫病まで多種多様な病態が含まれます。これらの病態に対応する薬の多くはすでに述べてきました。

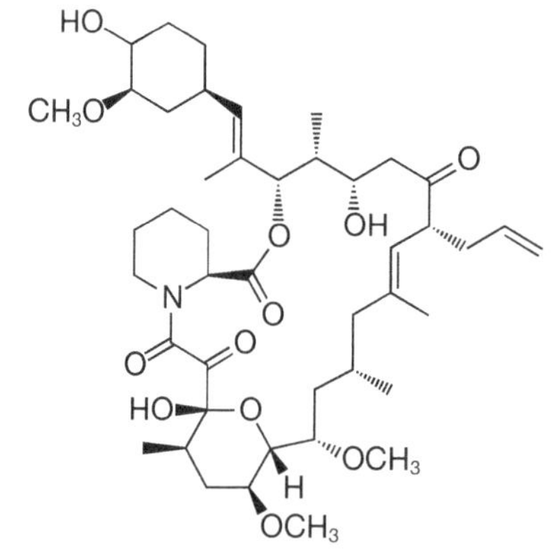

アレルギーを引き起こす抗原をアレルゲン（allergen）といいます。アレルゲンとしては、花粉や塵、薬物、食物、異種タンパク質など多くありますが、病態から判断してアレルギーの疑いが強いのにアレルゲンの本

図10.1　タクロリムス

体が不明のことも多いといいます。

アレルギーの治療に応用される薬の中には、わが国で開発されたタクロリムス（FK-506 ／ FK の F は旧藤沢薬品工業の略、**図 10.1**）のような、臓器移植したあとなどに使われる免疫抑制薬もあります。

10.2 免疫強化薬

医薬品の中には免疫を強化するものもあります。その嚆矢といえるものが北里柴三郎らによるジフテリア（diphtheria）の免疫療法の考案でしょう。この業績は後述のように、1901 年の第 1 回ノーベル生理学・医学賞の受賞対象となりました。このほか、マムシなどの毒ヘビに咬まれた際に応用される血清療法などもこの範疇に入ります。

10.2.1 北里柴三郎と破傷風菌純粋培養・破傷風およびジフテリア免疫療法

結核菌やコレラ菌を発見したコッホのもとに留学していた北里柴三郎は、ベーリング（Emil Adolf von Behring, 1854 〜 1917）とジフテリアの研究にもあたりました。ジフテリアとは、ジフテリア菌の感染により、主として呼吸器の粘膜がおかされる急性の伝染病です。この菌のつくり出す菌体外毒素は心筋障害、腎障害、神経障害などを起こし、感染すれば死亡率40％にも達するといわれました。全身状態の悪化から 1 〜 2 週間で死亡することもあります。

北里とベーリングは、ウマにジフテリア毒素を少量ずつ注射して免疫し、その血液から抗毒素血清をつくり、これを応用したジフテリアの血清療法を開発しました。この研究は、北里・ベーリングの共著で 1890 年に発表され、1901 年の第 1 回ノーベル生理学・医学賞の受賞対象となりました。しかし、この賞はベーリングの単独受賞でした。ジフテリアの血清療法は実は北里が考案した破傷風の免疫療法の発展（**図 10.2**）であり（北里は先に破傷風菌の純粋培養にも成功しています）、いわばジフテリアの血清療法の創始者は北里でした。したがって、このノーベル賞の受賞者から北里を外すということは極めておかしいことでした。ただし、ベーリングは受賞

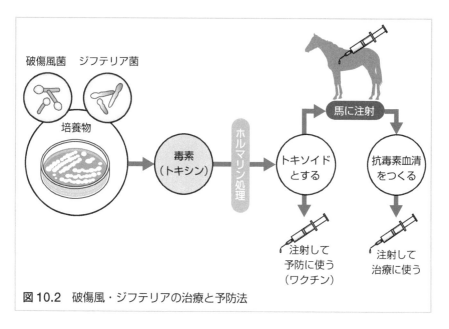

図 10.2　破傷風・ジフテリアの治療と予防法

に際し、この業績は北里あってのものであったと述べたとされます。

10.3 解熱薬

　温血動物の体温は外界の温度にかかわらず恒温性を保っています。すなわち、ヒトでは脇の下で 36.5 〜 37.0 度であり、内臓では一般に少し高く、肝臓では 38 〜 39 度です。大脳の温度が 3 度下降すれば麻酔、4 度上昇すれば譫妄を起こすといわれます。

　発熱した際には、まず病因を確かめ、可能なら、適応する化学療法剤を投与することになります。たとえば、マラリアの発熱にはキニーネなどの抗マラリア薬を、また、肺炎球菌による発熱にはサルファ剤やペニシリンほかの抗生物質を投与して解熱とともに病原体を絶滅させることになります。

　ただし、この際、発熱によって疾患が軽快する場合もあるため、必ず解熱すべきといえないこともあることに留意しなければなりません。

10.3.1　アセトアニリドとフェナセチン

　アニリン自体にも解熱作用があるものの、アニリンは血液毒であって、中毒を起こしやすいので、アニリンの基本骨格を有する化学物質として毒性が減弱されたアセトアニリド（acetanilide）やフェナセチン（phenacetin）（**図 10.3**）などが開発されました。

　アセトアニリドは、アンチフェブリン（antifebrin）とも称され、かつて解熱鎮痛薬として使われた薬物です。アセトアニリドを発熱時に投与すると 2 時間以内に解熱し、3 ～ 4 時間続きます。この作用は主に皮膚血管の拡張による熱放散の増大によって起こります。また、神経痛、リウマチ、頭痛などに鎮痛作用を示します。ところが、アセトアニリドは 1948 年にほかの同用途の医薬品に比べて高い毒性を有し、メトヘモグロビン血症を引き起こして肝臓や腎臓に損傷を与えることがわかりました。そのため、この医薬品は後述のアセトアミノフェンなどの、より毒性の低い医薬品にその地位を譲ることになりました。

　また、アセトアニリドの近縁の化合物として知られるフェナセチン（phenacetin）は、かつて広く使われていた解熱鎮痛薬でしたが、その副作用、すなわち、長期に大量に服用すると腎障害などが起きることが指摘されています。そのために、現在は使用が控えられています。日本薬局方からも、第十四改正日本薬局方の第一追補によって削除されました。なお、フェナセチンは生体内で活性代謝物であるアセトアミノフェン（acetaminophen）に変換されるプロドラッグでもあります。

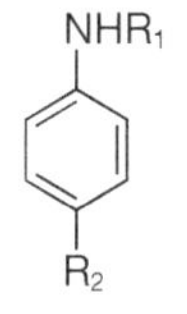

アニリン	$R_1 = R_2 = H$
アセトアニリド	$R_1 = COCH_3$, $R_2 = H$
フェナセチン	$R_1 = COCH_3$, $R_2 = OC_2H_5$

図 10.3　アニリンとその誘導体

10.3.2　アセトアミノフェン（パラセタモール）

　アセトアミノフェン（パラセタモール、paracetamol、**図 10.4**）はアミノフェノール系解熱鎮痛剤の一種で、主に発熱や、寒気、頭痛や耳痛、症候性神経痛、腰痛症、筋肉痛、打撲痛、捻挫痛などの症状改善、さらに急

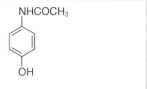

図10.4 アセトアミノフェン

性上気道炎の解熱・鎮痛の目的で使用されています。指定第2類医薬品のタイレノール®やノーシン®として販売されているほか、処方箋医薬品としてもSG配合顆粒として販売されています。

　アセトアミノフェンは1873年に初めて合成され、医薬品としては1893年から使われており、米国や欧州では最も利用されている鎮痛薬・総合感冒薬でもあります。アスピリンやイブプロフェンなどの非ステロイド性消炎鎮痛薬（NSAIDs）と異なり、抗炎症作用はほぼ有していません。

　アセトアミノフェンの作用は弱く、解熱・鎮痛作用はCOX阻害以外の作用によると考えられていますが、詳細は不明です。

　アセトアミノフェンは、カフェイン・エテンザミドと合わせて「ACE処方」を主としますが、近年は、イブプロフェンを配合した製剤もあります。たとえば、「ノーシンAi®頭痛薬」はイブプロフェンとアセトアミノフェンを150：65で配合した錠剤です。

10.3.3　ピラゾロン誘導体

　古くから解熱薬として使われたキニーネの代用薬の研究中、19世紀にピラゾロン骨格を母核とするアンチピリン（antipyrine）が発見され、ついでアミノピリン（aminopyrine）などが出現しました（**図10.5**左）。

　アンチピリンは末梢血管を拡張し、発汗、体温調節中枢抑制によって解熱作用を示し、また、鎮静、鎮痛、抗炎症作用を有します。アミノピリン

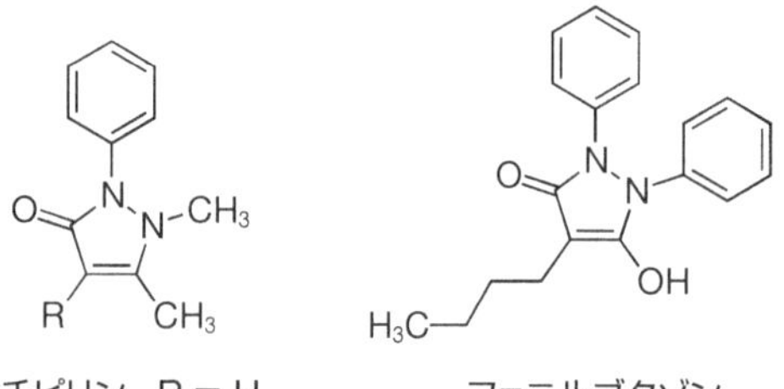

アンチピリン　R = H
アミノピリン　R = N(CH₃)₂

フェニルブタゾン

図10.5　ピラゾロン誘導体

の解熱、鎮痛、抗炎症作用様式はアンチピリンと類似していますが、その作用は 3 ～ 4 倍強いといわれます。

アンチピリンやアミノピリンの副作用（急性中毒）には、発疹、発汗、体温降下、速脈、虚脱、けいれん、譫妄などが知られています。

なお、類似化合物のフェニルブタゾン（phenylbutazone、図 10.5 右）には解熱、鎮痛、抗炎症作用のほか、尿酸排泄作用があり、痛風、リウマチ、肩こりなどにも応用されます。ただし、フェニルブタゾンの副作用は相当に強く、浮腫や発疹、胃痛、めまい、消化性潰瘍の悪化、肝炎、無顆粒球症などが知られています。

10.3.4 セイヨウシロヤナギ由来のサリシンからアスピリンへ

ヤナギ科のセイヨウシロヤナギ（*Salix alba*）の枝の抽出物は解熱鎮痛薬として使用されていましたが、その有効成分のサリシン（salicin）に化学変化を加えて得られたサリチル酸にはさらに強い解熱鎮痛活性があることがわかりました。サリチル酸はナトリウム塩として 19 世紀の末に初めて急性関節リウマチに応用されて以来用いられていました。ところがサリチル酸ナトリウムは味が悪いうえ、胃を荒らす副作用があります。そこで胃で分解せず腸内で分解するようにした、あるいは吸収後に分解してサリチル酸を生じるような各種の化学誘導体が考えられました。そのうちの 1 つが、サリチル酸をアセチル化したアセチルサリチル酸（acetylsalicylic acid ／アスピリン／ aspirin、**図 10.6**）でした。

アスピリンは比較的容易に化学合成出来る化合物であり、胃では分解されず腸内で分解しますが不完全で、一部はそのまま吸収されて血液中でサリチル酸に分解されます。その解熱鎮痛作用はサリチル酸より強いとされます。アスピリンは 19 世紀の末の 1899 年に発売された全化学合成薬の嚆矢の 1 つですが、現在も大量に化学合成され、世界中で服用されている医薬品です。なお、サリチル酸をアセチル化したアスピリンと同時にバイエル社から発売されたのがモルヒネをアセチル化したヘロインでした。アスピリンとヘロインが同時発売されたときのポスターを示します（**図 10.7**）。ヘロインも当初はその強い鎮咳作用が期待されました。ちなみにヘロインの語源はドイツ語の heroisch（英雄の、気高い、壮大な）です。しかしな

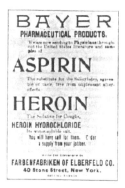

サリシン サリチルアルコール サリチル酸 アセチル化 アスピリン

モルヒネ R=H
ヘロイン R=COCH₃

サリチル酸メチル

図10.6 サリシンとその誘導体

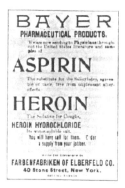

**図10.7 アスピリンとヘロイン発売の
ポスター（1899年）**

がら、現在はご存知のようにヘロインの医療への応用はなく、大変に大きな問題を提起している「依存性薬物」となっています。アスピリンは比較的安全に使える医薬品ですが、急性アレルギー症（皮膚や粘膜の浮腫、胃痛、喘息、発汗）を起こしやすいことも知られています。

一方、サリチル酸のカルボキシ基をメチル化したサリチル酸メチル（サロメチール®）は抗炎症、神経痛、リウマチに外用されます。

10.4 点眼薬

点眼薬の中には、緑内障に用いられる β ブロッカー（ β 遮断薬）が含まれているものもあります。 β ブロッカーは、 β 受容体とアドレナリンとの結合を阻害し β 交感神経刺激作用を遮断する薬です。点眼薬は肝臓での代

謝を受けずに直接血中に移行するため、全身性の副作用に注意する必要があります。

緑内障や高眼圧に用いられるレボブノロール塩酸塩（levobunolol HCl、図10.8）のようなβブロッカーを含む点眼薬を喘息の患者が誤って使用するとはなはだ危険です。すなわち、このようなβブロッカーを含む薬物には気管支を収縮させる副作用（図10.9）があるため、喘息発作を引き起こすのです。

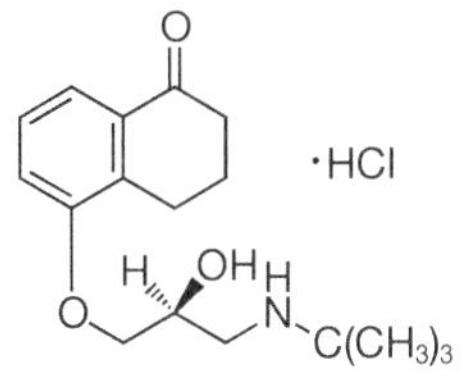

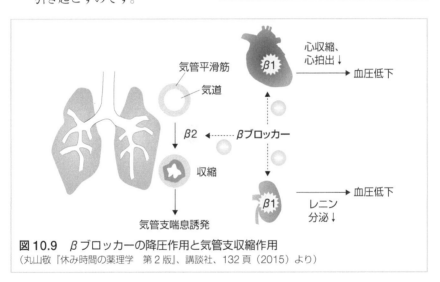

図10.8　レボブノロール塩酸塩

図10.9　βブロッカーの降圧作用と気管支収縮作用
（丸山敬『休み時間の薬理学　第2版』、講談社、132頁（2015）より）

10.5　皮膚疾患治療薬

　皮膚疾患には種々のものがありますが、まず頭に浮かぶものの1つが水虫だろうと思います。そこで、ここでは水虫の治療薬について触れておきたいと思います。水虫には外用薬と内服薬があり、それぞれの代表的なものについて述べておきましょう。なお、先に述べたサリチル酸は殺菌作用があるほか、皮膚への浸透も良く、その濃厚溶液（10〜20%）は上皮細

胞に対し、軟化させる作用を有することから角質溶解薬として外用薬に配合されることがあります。

10.5.1　ピロールニトリン

ピロールニトリン（pyrrolnitrin、**図10.10**）は *Pseudomonas pyrrocinia* の生産する抗カビ性抗生物質です。この化合物は、グラム陽性菌・陰性菌には弱い抗菌活性を示すのみですが、カビ、特に白癬菌の仲間に対して強い毒性を示し、*Trichophyton asteroids* に対する MIC（Minimal Inhibitory Concentration、最小発育阻止濃度）値は 0.05 µg/mL です。ピロールニトリンはすでに水虫治療薬に配合され、実用化されています。

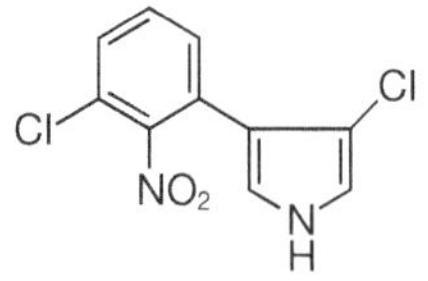

図10.10　ピロールニトリン

10.5.2　グリセオフルビン

グリセオフルビン（griseofulvin、**図10.11**）は、主に経口投与による抗白癬菌薬です。抗生物質の一種で、*Penicillium griseofulvum* により生成されます。1939 年にイギリスにて発見されました。いわゆる爪水虫は外用薬では効果が出にくく、経口投与による抗白癬菌薬が効果を発揮します。この薬物は真菌の微小管に結合して有糸分裂を阻止します。また、体内で合成中のケラチンに結合する特徴があるため、皮膚・爪・毛髪における真菌を原因とする疾病に効果が高いことが知られていました。

わが国では 1962 年に日本化薬が経口製剤化して製造承認を得、「グリセチン V 錠」の名称で販売が開始されました。しかしながら、副作用として頭痛やめまいがあるほか、肝障害のある場合はその使用が禁忌とされます。また、薬価が安かったり、新薬が登場したり、原材料が輸入されなくなったりしたために、日本での製造販売は 2008 年 12 月で終了してしまいました。よって、わが国では現

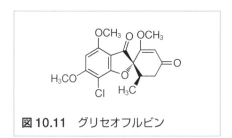

図10.11　グリセオフルビン

在処方されていませんが、海外では現在も用いられています。

10.5.3 テルビナフィン

テルビナフィン（terbinafine、**図10.12**）はアリルアミン系という抗真菌薬に分類されていて、皮膚糸状菌（白癬菌など）やカンジダ属などの真菌に対して抗真菌作用をあらわし、特に皮膚糸状菌に対して高い活性を示します。

テルビナフィンは内服のみではなく外用薬としても使われています。内服薬のほうは爪白癬菌などの、外用薬では治療が不十分となるような病態に使われます。

真菌は細胞膜により覆われていますが、その形成にはエルゴステロールが必要です。エルゴステロールはスクワレンからスクワレンエポキシドなどを経由して生合成されますが、テルビナフィンはこのスクワレンエポキシドへの変換に関わるスクワレンエポキ

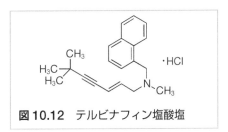

図10.12 テルビナフィン塩酸塩

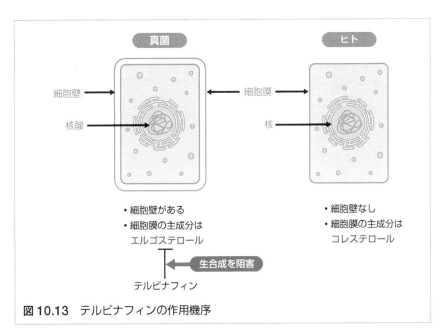

図10.13 テルビナフィンの作用機序

シダーゼという酵素を阻害して、エルゴステロールの生合成を阻止することにより、細胞膜生成を障害して抗菌作用をあらわします（**図10.13**）。

10.6 排尿障害治療薬

　排尿障害の原因としてまず問題となるのは、男性の前立腺肥大症です。前立腺とは、男性の膀胱に隣接して尿道を取り巻いている臓器です。そして、この臓器が大きくなり尿道が細くなることによって、尿が出にくくなるなど、排尿に何らかの問題をきたす症状を排尿障害といいます。

　前立腺は、男性ホルモンの変化に影響を受けます。前立腺は男性ホルモンの1つである「アンドロゲン」に長期にわたって曝露することによって肥大化します。よって加齢とともにその発症は多くなります。また、前立腺肥大の原因となるアンドロゲンは動物性タンパク質の過剰摂取によって多く分泌されるため、食事の欧米化により、わが国での罹患率も高くなってきています。

10.6.1　タムスロシンとタダラフィル

　前立腺肥大症に伴う排尿障害の薬物療法に用いられる薬剤には、タムスロシン塩酸塩（tamsulosin HCl ／ハルナール®D）やタダラフィル（tadalafil）などがあります（**図10.14**）。

　タムスロシンは前立腺や膀胱の一部の筋肉を緩めて排尿障害を緩和します。この薬剤は、交感神経 α_1 受容体拮抗薬です。また、タダラフィルは

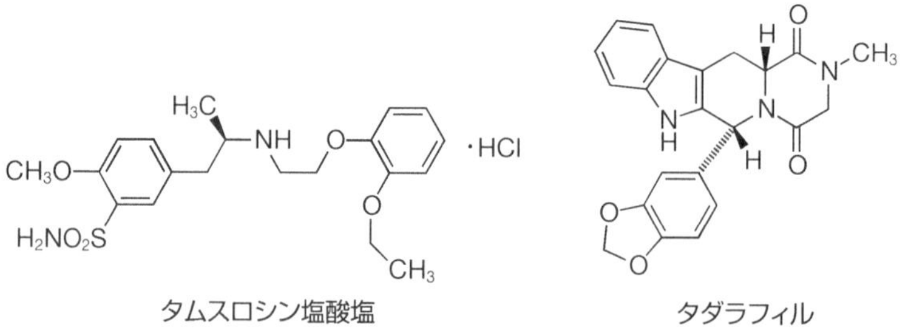

タムスロシン塩酸塩　　　　　　　　タダラフィル

図10.14　タムスロシンとタダラフィル

ホスホジエステラーゼ5阻害薬です。この薬剤は、前立腺肥大症に伴う排尿障害を改善するほか、勃起不全にも応用されています。

10.7 子宮収縮薬

　この節では、バッカク（麦角）と聖アンソニーの火の話、バッカクが子宮収縮薬として応用された話、さらには、バッカクの子宮収縮成分であるバッカクアルカロイドの研究からLSDの発見に至る話をしましょう。

10.7.1 バッカクと子宮収縮作用成分

　子嚢菌の一種のバッカク菌がライ麦などに寄生すると、ネズミの糞またはニワトリの蹴爪のような形をした麦角（ergot）と称される菌核が生じます（**図10.15**）。なお、ergot（エルゴ）とはフランス語でニワトリの蹴爪のことです。

　麦角は、かつては人々の恐怖の対象でした。なぜなら、この菌におかされたライ麦を口にした人々が、次々に手足がおかされる奇病に陥ったからです。麦角成分は血管を収縮させて手足への血行を妨げ、ついには壊疽を引き起こします。そして、麦角中毒に陥ると、はじめは四肢に強い熱感を感じ、やがて手足が黒ずみ、まるで焼け焦げたように少しの血も流れずに失うのです。

　この恐ろしい病気は聖アンソニー修道院への巡礼によって防ぐことが出来ることから聖アンソニーの火と呼ばれるようになりました。しかし、実際には、巡礼によって麦角におかされた地域を離れることと、修道院で麦角におかされた劣悪なライ麦パンを食べなくても良い条件となったためであると思われます。

　中世には「聖アンソニーの火」によって多くの人が死に、中世以来の聖アンソニーの火の記録は1581〜1928年にわたります。

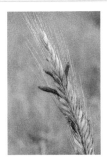

図10.15　ライ麦にみられる麦角
（日本薬学会ウェブサイト『今月の薬草』より転載）

一方で、ヨーロッパの助産婦たちは、こんな恐ろしい麦角を子宮収縮促進の目的で古くから応用していました。これは麦角の画期的な民間薬的な利用といって良いでしょう。そして、後に、麦角は近代科学研究の対象とされ、麦角の子宮収縮成分が明らかにされました。

10.7.2　バッカクアルカロイドから LSD へ

　スイスのサンド社において麦角に含まれているアルカロイドの研究をしていたホフマン（Albert Hofmann、1906 ～ 2008）は得られた子宮収縮活性のあるアルカロイドであるエルゴタミン（ergotamine）などには共通してリゼルグ酸（lysergic acid）という基本骨格を有することを明らかとしました（**図10.16**）。

　そして、リゼルグ酸の様々な化学誘導体を化学合成する中で、そのジエチルアミド誘導体も調製しました。この化合物こそのちに強い幻覚作用を有することが明らかとなり麻薬として規制されることになった LSD でした。LSD とは、この化合物のドイツ語名 "Lyserg Säure Diäthylamid" の各頭文字をとったものです。

　LSD により、視覚、聴覚、時間・空間の感覚、感情などの大脳の作用が狂います。これは、LSD が、大脳内の神経伝達物質であるセロトニンに化学構造が似ているためであると考えられています（**図10.17**）。しかし、幻覚作用のあらわれる作用機序の詳細は不明です。

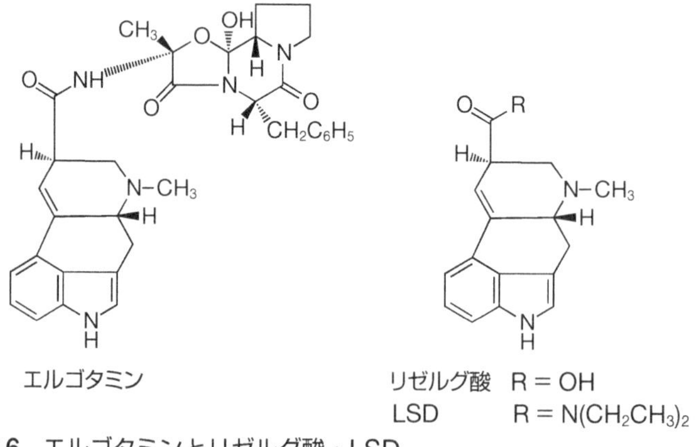

エルゴタミン　　　　　　　　リゼルグ酸　　R = OH
　　　　　　　　　　　　　　LSD　　　　　R = N(CH_2CH_3)_2

図10.16　エルゴタミンとリゼルグ酸・LSD

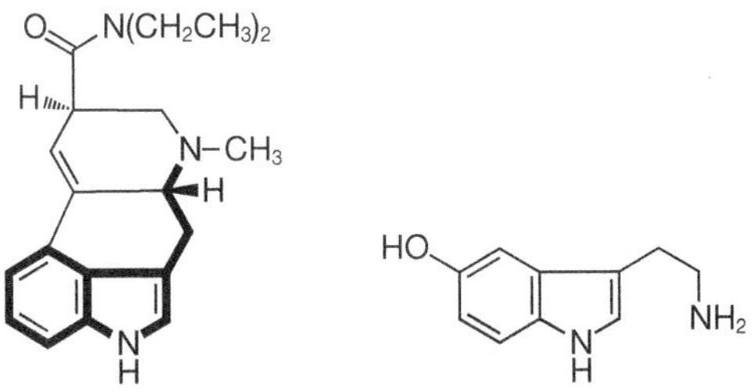

LSDによる幻覚状態とセロトニンの消長（存在の多少）は関係が深いといわれる

図 10.17　LSD とセロトニンの化学構造の類似性

　LSD はヒトの脳の研究に役に立つと思われたこともありました。しかし現在、LSD はモルヒネおよびその誘導体のヘロイン、コカイン、さらには覚せい剤などとともに、社会問題にまで発展するアルカロイドの1つとなりました。LSD は日本では 1970 年に麻薬に指定されています。

10.8　ED 治療薬

　ED（Erectile Dysfunction ／勃起不全）はなかなかおおっぴらな話題にしにくいことではありますが、重要なことでもあろうと思います。また、ED に効果があるといわれる薬剤による事故が起きても表沙汰とならないことも少なくないと考えられます。ここでは ED に応用されている薬物の一部について、その作用のしくみとともに危険性についても書いておこうと思います。

10.8.1　バイアグラ®

　バイアグラ®（シルデナフィルクエン酸塩、**図 10.18**）はもともとは狭心症の治療薬、すなわち、心臓の血管を拡張する医薬品として開発されたものでした。しかし、その開発過程において、副作用として強い勃起作用のあることがわかり、この副作用のほうが利用されるというユニークな医薬品となりました。この開発事情があるため、バイアグラ®と同様に心血管を拡張する作用のあるニトログリセリンや亜硝酸アミルのような薬を併

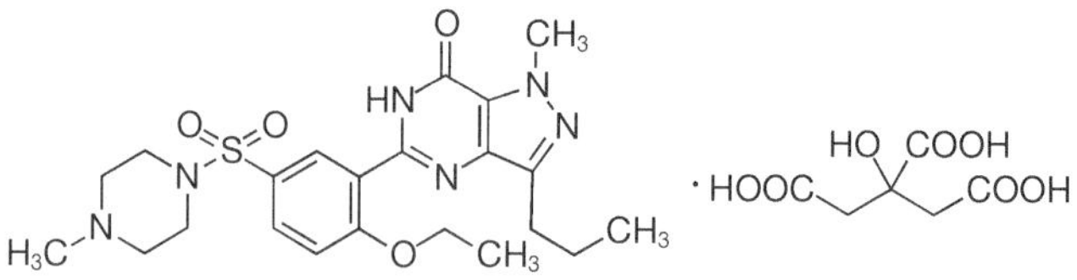

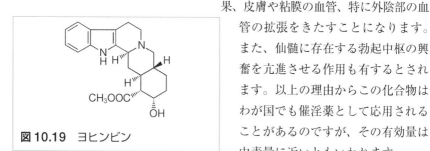

図 10.18　シルデナフィルクエン酸塩

用すると大変に危険です。

なお、バイアグラ®という薬の名前は、vigor（精力）と Niagara（ナイアガラ瀑布）を合成して出来たものであるといいます。

10.8.2　ヨヒンベ—その有効量は中毒量に近い

アカネ科の *Pausinystalia yohimba*（*Corynanthe johimbe*）は、アフリカ南部に自生する常緑高木で、現地ではヨヒンベと呼ばれています。ヨヒンベの樹皮は、古くから催淫薬として応用されてきました。

その主成分は 1896 年に単離されヨヒンビン（yohimbine）と命名され、化学構造は 1961 年までに明らかとなりました（**図 10.19**）。

ヨヒンビンは、大量投与によって、交感神経の α_2 受容体の遮断作用を示し、受容体の終末からのノルアドレナリンの遊離を抑制します。その結果、皮膚や粘膜の血管、特に外陰部の血管の拡張をきたすことになります。また、仙髄に存在する勃起中枢の興奮を亢進させる作用も有するとされます。以上の理由からこの化合物はわが国でも催淫薬として応用されることがあるのですが、その有効量は中毒量に近いともいわれます。

図 10.19　ヨヒンビン

10.9　避妊薬

ピルやアフターピルと呼ばれるものは女性ホルモンの作用をうまく応用

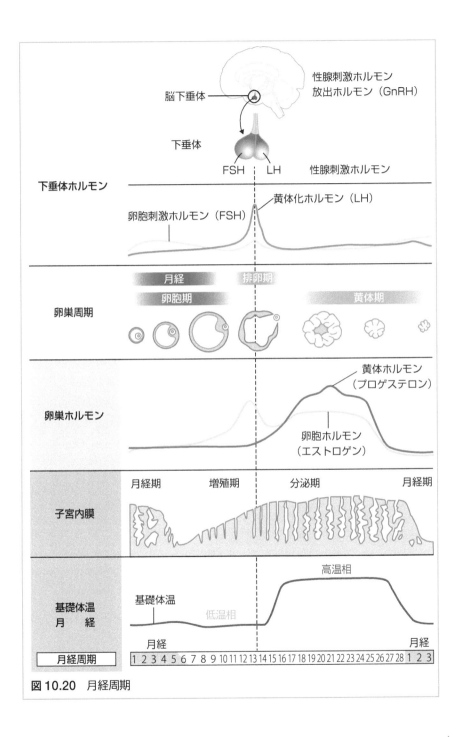

下垂体ホルモン

性腺刺激ホルモン
放出ホルモン（GnRH）

脳下垂体

下垂体

FSH　LH　性腺刺激ホルモン

黄体化ホルモン（LH）

卵胞刺激ホルモン（FSH）

卵巣周期

月経　排卵期

卵胞期　黄体期

卵巣ホルモン

黄体ホルモン
（プロゲステロン）

卵胞ホルモン
（エストロゲン）

子宮内膜

月経期　増殖期　分泌期　月経期

**基礎体温
月　経**

高温相

基礎体温

低温相

月経　月経

月経周期

1 2 3 4 5 6 7 8 9 10 11 12 13 14 15 16 17 18 19 20 21 22 23 24 25 26 27 28 1 2 3

図 10.20　月経周期

したものです。女性の月経周期は大まかにいえば、視床下部から分泌されるホルモンが脳下垂体を刺激し、脳下垂体から分泌されるホルモンが卵巣における卵胞ホルモン（エストロゲン（estrogen））と黄体ホルモン（プロゲステロン（progesteron））の分泌を促すことによって運行されます（**図10.20**）。

10.9.1 エストラジオールとエチニルエストラジオール

エストロゲンの代表としてエストラジオール（estradiol）の化学構造を、またプロゲステロンの化学構造も示しておきます（**図10.21**AB）。

また、経口的に有効な合成エストロゲンであるエチニルエストラジオール（ethinyl estradiol、ethinylestradiol、図10.21C）が知られています。現在、このような女性ホルモンはある種のヤマノイモ科植物の根から精製される植物性ステロイド化合物の化学および微生物変換（化学物質の構造を微生物のはたらきで変えること）の組み合わせにより合成されています。

なお、前述したように、大豆に含まれるイソフラボン類に女性ホルモン様作用のあることが見いだされました。この理由としては、大豆イソフラボンの化学構造の空間的に占める位置がエストラジオールなどのエストロゲンに類似しているということからであろうといわれています。

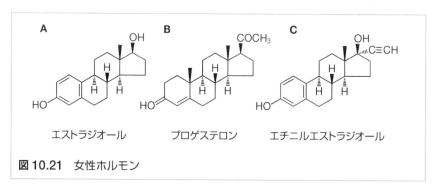

図10.21　女性ホルモン

10.9.2 ピルのしくみ

ピルは卵胞ホルモンと黄体ホルモンを含有していて、服用することにより人為的に妊娠時のホルモン状態とさせるものです。卵胞ホルモンとして

はエチニルエストラジオールなど、黄体ホルモンとしてはノルエチステロン（norethisterone、**図10.22**）などが使われています。現在使用されているのは低用量ピルと称されるものです。これは、当初使われていたものより含有ホルモン量の少ないものであり、避妊用には、より少ないホルモン量でも良いことがわかってからホルモン含量を減らしたものが主流となったわけです。

　ピルは1サイクル分を1シートとして処方されますが、これには2種類あります。1つは21日間連続して服用ののち7日間休薬するタイプで、もう1つは28日間休まずに連続して服用するタイプです。ただし、後者は飲み忘れを防ぐように工夫されたもので、28日分中7日間はプラセボ（偽薬）、すなわちホルモンを含まないものとなっています（**図10.23**）。

　妊娠すると脳は卵子の発育を止め、排卵を中止するように指示を出します。そして、脳が妊娠したかどうかを判断するのは、

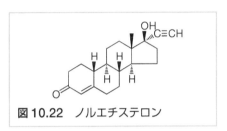

図10.22　ノルエチステロン

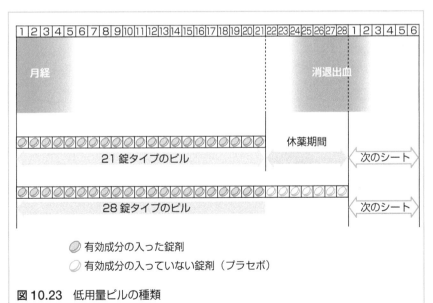

図10.23　低用量ピルの種類

血液中の卵胞ホルモンや黄体ホルモンの量が増えたままであることを察知するからです。

　低用量ピルを服用すると、血中の女性ホルモンは妊娠しているときと似た状態になるのです。まず、7日間ピルを服用すると卵巣が眠りはじめて効果が出はじめ、休薬の7日間で卵胞が発育しますが排卵には至りません。そして、月経は通常通りに起こります（これを消退出血といいます）が、排卵は起きていないので、妊娠することはありません。よって正しく服用すれば避妊効果は100%といって良いといえます。

10.10　局所麻酔薬

　中枢には作用せずにもっぱら知覚神経末梢に作用を限って、局所の知覚、特に痛覚を鈍麻または消失させる薬物を局所麻酔薬といいます。一般に局所の知覚麻酔を起こすには、①圧迫または局所貧血による知覚麻酔、②フェノールやアンモニア、メントールなどにより、局所の刺激や腐食をして神経鈍麻を起こす疼痛性知覚麻酔、③クロルエチルなどの低沸点の液体を吹き付けて蒸発させる際に皮膚が気化熱で冷却し、貧血と低温のために無痛状態を起こさせる寒冷知覚麻酔、そして、④薬物を用いる方法、があります。

　ここでは上記のうち、④の薬物を用いる方法として、局所麻酔薬のコカインと関連化合物を例に出して話をしますが、このほかにも種々の局所麻酔薬があります。

10.10.1　コカイン

　局所麻酔薬の嚆矢は今は麻薬として名を馳せているコカインといってもよろしいと思います。コカイン（cocaine）は、南米ボリビアおよびペルーに野生する低木でコカノキ科コカ属の *Erythroxylon coca* あるいは *E. novogranatense* の葉から単離されるアルカロイドです。前者がボリビア産、後者がペルー産の植物ですが、コカイン含量は後者のほうが多いといいます。

　現在、コカインといえば、様々な問題を引き起こしている麻薬の一種と

いうイメージが強いのですが、コカインは現行の日本薬局方に収載されている歴とした医薬品でもあります。

　現在では精神分析学の分野で有名になっているオーストリアのフロイト（Sigmund Freud, 1856 ～ 1939）は、1884 年にモルヒネ中毒に陥った友人の治療にコカインを応用して失敗（友人はその結果、コカイン中毒者となってしまった）し、薬を使わない精神分析学者に転向したという逸話があります。しかし、フロイトはコカインに関連する業績も残しています。すなわち、上機嫌、自我感情の高揚、観念奔逸、つまり次から次へと考えが湧いてきて止まらなくなるといったような、コカイン系麻薬の急性の症状はフロイトによって初めて記載されました。

　コカインが純粋な化合物として単離されてから臨床応用されるまでには四半世紀かかりました。フロイトがコカインの臨床応用に失敗した逸話についてはすでに述べましたが、ちょうど同じ頃、フロイトの診療所で助手として働いていた医師、カール・コラー（Karl Koller, 1857 ～ 1944）はフロイトがウィーンを留守にしている間に衝撃的な発表をしました。すなわち、彼は眼の外科手術にコカインを使用して成功をおさめたのです。

　それまでは、眼の手術には安全な麻酔剤がなかったので、患者にとっても医師にとっても困ったことでしたが、コカインを薄めた溶液が眼の手術において角膜の局所麻酔剤として有用なことがコラーによって見いだされたのです。この発表は 1884 年 9 月 15 日にハイデルベルグの眼科学会で発表されましたが、当時コラーはウィーンからハイデルベルグへ旅行するだけの金銭的余裕すらなく、この発表はほかの医師によって代読されました。しかし、この発表により、彼は世界的に有名となり、コラーはその後、ニューヨークにおもむき、1941 年までその地で開業していたといいます。

　コカインには局所麻酔作用、すなわち末梢神経に対してだけ麻痺を起こす作用があるので、表面塗布による局所麻酔の目的で眼科における白内障の手術などに応用されます。しかし、現在は、コカインの化学構造を参考にして開発された、リドカイン塩酸塩（キシロカイン®）やプロカイン（ノボカイン）が局所麻酔剤として使用されています（**図10.24**）。そして、特に前者は歯科領域でよく使われています。リドカイン塩酸塩やプロカインのような合成局所麻酔剤は局所麻酔薬として完全にコカインに取ってかわりました。

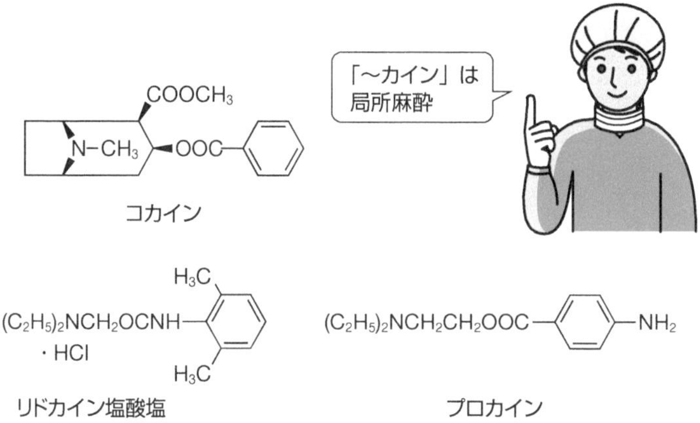

図10.24　コカイン、リドカイン塩酸塩、プロカイン

　プロカイン塩酸塩の最もめざましい用途の1つは脊椎麻酔です。プロカイン塩酸塩を椎骨の間の脊椎液に注射すると、注射した部位より下部の身体の部分が全く無感覚になるので、へそから下の虫垂炎の手術などに応用されることがあります。また、その効果は長い手術に耐えうる持続性を有することから、化学合成された局所麻酔薬であるプロカイン塩酸塩は、実に優れものなのです。

　なお、これらの合成局所麻酔剤の名前の末尾が「〜カイン」となっているのは、これらがコカインの化学構造をもとにデザインされたことに由来します。ついに人類はコカインをも私たちの医療に役に立つ医薬品に仕立てることに成功したのです。

10.11　抗菌薬

　ヒトの病気の原因には、ホルモンや内臓の異常などの内因性のものに対して、病原微生物の感染などによる外因性のものがあります。たとえば、コレラやチフス、結核、肺炎、マラリア、梅毒などによる感染症は病原微生物による外因性の病気であり、悪疫として、長い間、人類の健康や生命をおびやかしてきました。かつてはこれらの外因性の病気はミアズマ

表11.1 主な病原体の発見に関する功績

病原体名	年	内容
癩菌	1873	アルマウェル・ハンセン（ノルウェー）がその発見を発表。
	1879	アルベルト・ナイサー（ドイツ）がこの菌を同定。
炭疽菌	1876	ロベルト・コッホ（ドイツ）が純粋培養に成功し、炭疽菌が炭疽の病原であることを証明した。
淋菌	1879	アルベルト・ナイサー（ドイツ）により発見。
腸チフス菌	1880	カール・エーベルト（ドイツ）によりこの年に発見され、翌年に発表。
結核菌	1882	ロベルト・コッホにより発見。現在、コッホが結核菌の発見を学会発表した3月24日は「世界結核デー」となっている。
コレラ菌	1883	ロベルト・コッホにより確認、コレラの原因菌として特定された。
ジフテリア菌	1884	フリードリヒ・レフラー（ドイツ）が純粋培養に成功。
	1890	エミール・ベーリング（ドイツ）、北里柴三郎の共同研究により血清療法を開発。発表はベーリングの単独名にて。
破傷風菌	1889	北里柴三郎が純粋培養に成功。
	1890	ベーリング、北里柴三郎の共同研究により血清療法を発表。
ペスト菌	1894	アレクサンドル・イェルサン（フランス・スイス）と北里柴三郎が、それぞれ独立に発見。
ボツリヌス菌	1896	エミール・ヴァン・エルメンゲム（ベルギー）により発見。
赤痢菌	1898	志賀潔により発見。

（miasma／空気の汚れ／毒気／瘴気）によってもたらされると考えられていましたが、この状況に終止符を打ったのは、ハンセン（Gerhard Henrik Armauer Hansen, 1841 ～ 1912）の癩菌、コッホによる炭疽菌やコレラ菌などの発見（**表11.1**）に始まる細菌学の発展でした。

　古来、人類はペストやコレラ、マラリア、結核、肺炎などの様々な病原微生物による感染症と戦ってきましたが、このような感染症をなんとか克服することで人類が生き延びてきたといっても過言ではないでしょう。

10.11.1　パストゥールとリスター

　かつては、微生物はもとよりネズミさえも自然に発生するものと考えられていました。しかし、その後、微生物も生命活動によって子孫を残すことにより、この世の中にあらわれていることが証明されました。それが、

パストゥール（Louis Pasteur, 1822 ～ 1895）による有名な「白鳥の首型のフラスコ」を使用した実験でした。パストゥールは低温殺菌法（パストゥーリゼーション）も考案しました。

　一方、かつての外科手術は外科医がフロックコートを着た姿で行なわれ、手術部位からの細菌感染で命を失う事例がとても多かったといわれます。この状況からの脱却に貢献した人の一人がイギリスのリスター（Joseph Lister, 1827 ～ 1912）でした。彼は、手術野に石炭酸水溶液を噴霧し続けることにより、患者の細菌感染の危険を大幅に減じることに成功しました。

10.11.2　病原菌の発見

　病気のあるものは「病原菌」が原因となって引き起こされます。この、現在ではごく普通に認識されていることが明らかになったのはそんなに古いことではありませんでした。そして、後には、これらの伝染病を引き起こす病原菌の一部は毒素を生産することによってヒトに悪さをすることがわかってきたのです。

　現在ではそれらの毒素の中には化学構造や作用機序が詳細に解明されたものもあります。細菌学の発展で、細菌による伝染病は、ミアズマや神仏のなせる不思議ではなく、病原微生物によることがわかりました。しかし、一部の伝染病はウイルス学の発展を待たなければ解決出来ませんでした。また、毒素の科学的説明については近代有機化学のさらなる発展を待つ必要がありました。

10.11.3　病原菌の発見とコッホの 4 原則

　顕微鏡の発達ともあいまって、病原菌の存在が次々と明らかとなり、コレラやペストなどは、病原となる小さな生物（病原菌）が原因であることが判明しはじめました。前述のコッホは、ある微生物が病原菌であるということの証明する方法（過程）として「コッホの 4 原則」（**図 10.25**）を提唱しました。

10.11.4　選択毒性とサルファ剤

　感染症が微生物によって引き起こされることが明らかになりましたが、人類は次には、これらの微生物に対しては強い毒作用を示しながら、人体

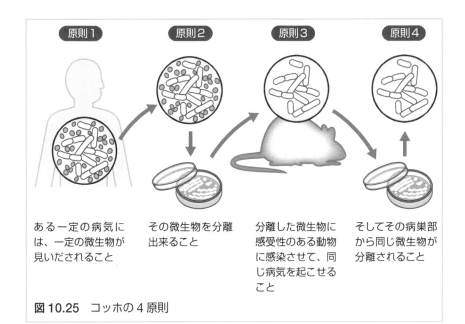

図10.25　コッホの4原則

| 原則1 | 原則2 | 原則3 | 原則4 |

ある一定の病気には、一定の微生物が見いだされること

その微生物を分離出来ること

分離した微生物に感受性のある動物に感染させて、同じ病気を起こせること

そしてその病巣部から同じ微生物が分離されること

に対してはさほどの毒性を示さない（このような化合物の性質を選択毒性といいます）物質の探索にあたることになりました。選択毒性という考え方を提唱したのは、コッホの弟子のエールリヒでした。その後、このような選択毒性を有する化合物の中から抗菌薬が見いだされることになります。

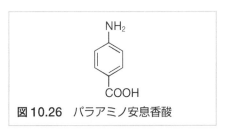

図10.26　パラアミノ安息香酸

　人類が最初に手にした抗菌薬はサルファ剤でした。細菌は葉酸（folic acid）を自ら合成して生きています。そのため、この葉酸合成を阻害する薬をつくれば、細菌だけを殺せるだろうと考えられたのです。そこで、着目されたのが葉酸の原料となるパラアミノ安息香酸（p-aminobenzoic acid、図10.26）でした。ドイツのジェラルド・ドーマクは社が保有する多くの化合物の中からグラム陽性菌に効果を有する鮮やかな赤色のプロントジル（prontosil）を見つけ出しました。この化合物は動物実験でその抗菌効果が確かめられました。1930年代のことです。

　その後、プロントジルはヒトの体内でスルファニルアミド（sulfanilamide）

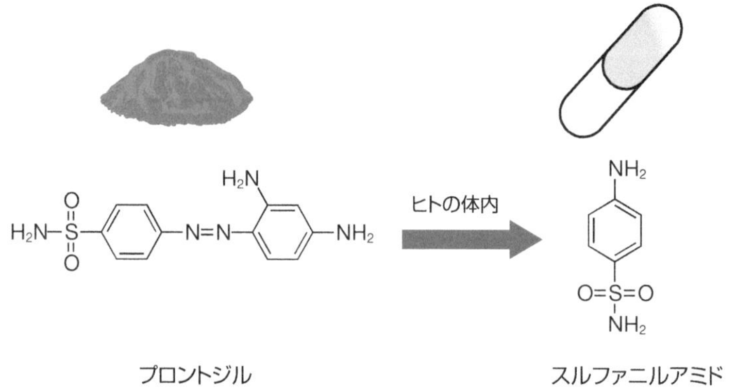

図10.27　プロントジルとスルファニルアミド

という物質に変わり、これが細菌に効果を有することが明らかになりました（**図10.27**）。そのため、今度はスルファニルアミドを原料とした多くの薬剤、すなわちサルファ剤が開発されることになったのです。サルファ剤は人々に熱狂的に受け入れられました。

　ところが、やがて、スルファニルアミド・エリキシル事件という薬禍が発生します。エリキシルというのは、甘味や芳香を付けたエタノールを含む飲みやすい水薬ですが、この薬の製剤にあたって、甘味を付けるためにジエチレングリコールが使われていたのです。ジエチレングリコールは車のラジエータの不凍液などとしても使われていますが毒性があり、この薬禍により100人を超える死者が出ました。1937年のことでした。

　この事件の発生や1940年代のペニシリン系薬剤の登場により、サルファ剤の使用は激減していきました。

10.11.5　抗生物質の発見

　ペニシリン（penicillin）は抗生物質の嚆矢であり、英国のフレミング（Alexander Fleming, 1881 〜 1955）により1928年に発見されました。しかし、実際には1930年代後半になってアメリカのフローリー（Howard Walter Florey, 1898 〜 1968）とチェイン（Ernst Boris Chain, 1906 〜 1979）によって再発見され、その本態が解明されて大量生産が行なわれるようになり実用化されました。現在でもペニシリン系薬剤としてはアンピ

シリンなどが使われています。その作用機序は、細菌にはあってヒトには
ない細胞壁の D-Ala の代わりにペニシリンが入り込むことによって細胞壁
に不完全なところが出来てしまい、細胞がパンクすることによります。図
にペニシリン類の一種であるペニシリン G の化学構造（**図10.28**）とペニ
シリンの細菌に対する毒性発揮のしくみ（**図10.29**）を示します。

その後、セフェム系やテトラ
サイクリン類、アンサマイシン
類などの様々な抗生物質が見い
だされ、今日に至ります。

マクロライド系抗生物質のク
ラリスロマイシン、アンサマイ

図10.28　ペニシリン G

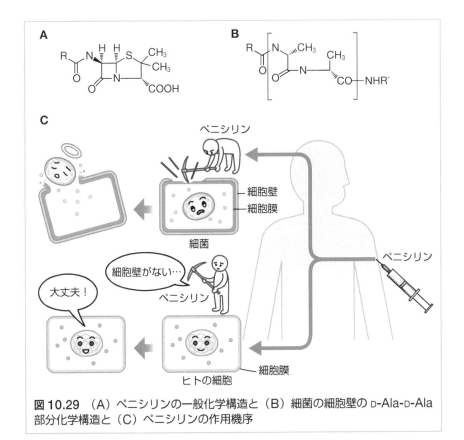

図10.29　（A）ペニシリンの一般化学構造と（B）細菌の細胞壁の D-Ala-D-Ala
部分化学構造と（C）ペニシリンの作用機序

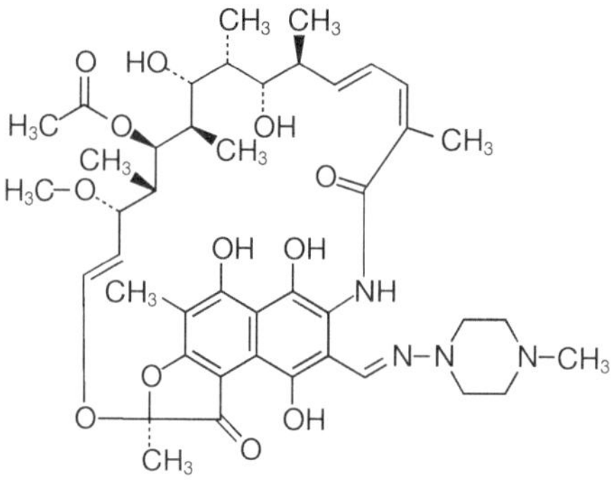

図 10.30　リファンピシン

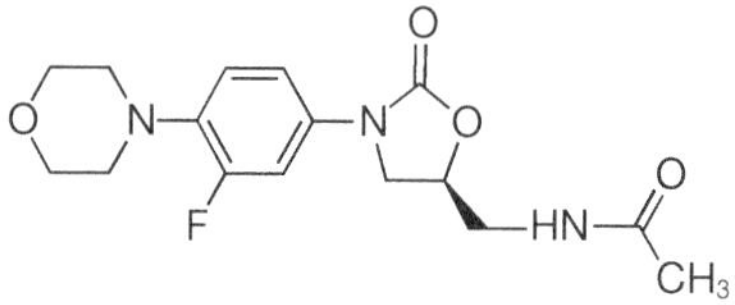

図 10.31　ザイボックス®

シン系化合物のリファンピシン（**図10.30**）はそれぞれ微生物の生産した化合物（抗生物質）に化学変化を加えた抗生物質です。リファンピシンの出現により、結核はいわば薬で治療可能な病気となりました。

　メチシリンの効果の出ないメチシリン耐性黄色ブドウ球菌（MRSA）が出現しましたが、MRSA に効果のあるバンコマイシンが見いだされました。しかしながら、今度はバンコマイシンによっても効果の出ないバンコマイシン耐性腸球菌（VRE）が出現したのです。そこで、さらに VRE に対する切り札としてザイボックス（zyvox、**図10.31**）®（linezolid、LZD）が開発されました。現在、この切り札のザイボックス®に耐性が出来ぬよう、この使用は出来るだけ控えるようにされています。

　なお、ペニシリン系の薬剤が結核菌に対する効果がないのに対し、結核菌に効果のあるストレプトマイシン（streptomycin）がアメリカのワクスマン（Selman Abraham Waksman, 1888 ～ 1973）らによって発見されました。ストレプトマイシンはタンパク質合成を阻害して細菌にダメージを与える薬剤です。

　アフリカ（サハラ以南）の風土病であるオンコセルカ症に薬効のある抗生物質エバーメクチン（evermectin、**図10.32**）が発見され、またその

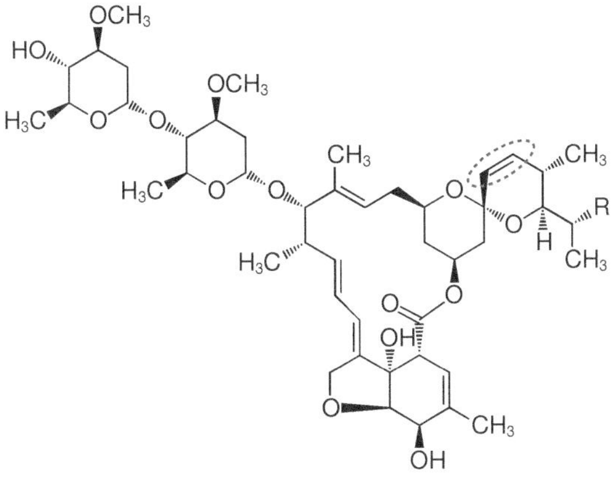

エバーメクチン B$_{1a}$　R = C$_2$H$_5$
　　　　 B$_{1b}$　R = CH$_3$

図 10.32　エバーメクチン

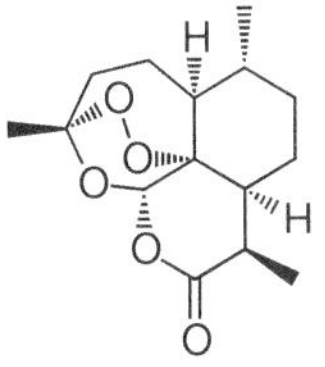

化合物の一部が還元されたよ
り効果の優れたイベルメクチ
ン（ivermectin）が発見・開発
されたことに対して、2015 年、
北里研究所の大村智（1935 ～）
博士と当時メルク社のキャンベ
ル（William Cecil Campbell,

図 10.33　アルテミシニン

1930 ～）博士にノーベル生理学・医学賞が授与されました（イベルメク
チン B$_{1a}$ と B$_{1b}$ は図 10.32 中、赤い破線で囲んだ部分が還元されたもの）。
これで、抗生物質関係でノーベル賞の授与は、ペニシリンの発見（1945）、
ストレプトマイシンの発見（1952）についで 3 件目となりました。
　一方、高等植物由来で病原性微生物に対抗する薬剤としてはキナ由来の
キニーネがマラリアの特効薬として使われています。その後、その化学構
造の一部のキノロン部分を化学変換したフルオロキノロン（ニューキノロ
ン）系の化合物が注目されています。また、中国の屠呦呦氏がキク科のク
ソニンジン（*Artemisia annua*）から抗マラリア作用のあるアルテミシニ
ン（artemisinin、**図 10.33**）を発見したことにより、大村博士・キャンベ

ル博士とともに 2015 年にノーベル賞が授与されています。

　各種の抗生物質や、病原微生物に対抗する化学物質の詳細については、膨大な情報量となりますので、ほかの成書に譲ります。

10.11.6　イソニアジドとヒスタミン中毒

　抗結核薬であるイソニアジド（INH：isonicotinic acid hydrazide、**図10.34**）にはヒスタミンを代謝する酵素である MAO（monoamine oxidase、モノアミンオキシダーゼ）のはたらきを阻害する作用があります。一方、魚の中でも特に赤身の魚であるマグロやカツオ、そして、青魚といわれるアジやイワシ、サバ、サンマなどにはアミノ酸のヒスチジン含量が高く、ヒスチジンは細菌のはたらきによってヒスタミンに変えられることから、赤身の魚や青魚は鮮度が落ちるとヒスタミン含量が多くなり、これらの魚とイソニアジドの食べ合わせはヒスタミン中毒が起きやすくなります。

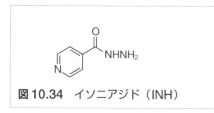

図 10.34　イソニアジド（INH）

　なお、イソニアジドにはチラミンの代謝を阻害する作用もあり、イソニアジド服用中の患者さんは、チーズやビール、赤ワイン、チョコレートなどのチラミンを多く含む食品の摂取も避ける必要があります。

10.11.7　塩化ベンザルコニウム

　塩化ベンザルコニウム（**図10.35**）を配剤したヂアミトール®などは医療の現場にてごく普通に使用される殺菌消毒剤の 1 つですが、これを点滴に入れて殺人をはかったと思われる事件が 2016 年に発覚しました。

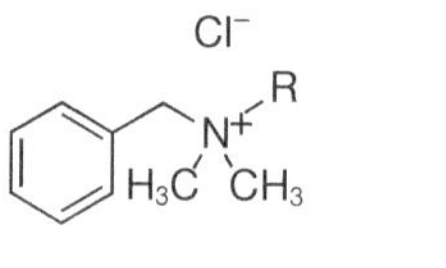

Cl⁻

R = −CₙH₂ₙ₊₁ （n = 8〜18）

図 10.35　塩化ベンザルコニウム

　塩化ベンザルコニウムは逆性石鹸の一種であり、医療現場では「塩ベコ」などとも称され、界面活性作用があります。通常の使い方なら問題ありませんが、このものが点滴によって血管内に入り、赤血球と接触すると、塩化ベンザルコニウムの界

面活性作用により血球は破壊されてしまい、赤血球の役割を果たせなくなり、最悪の場合、死に至ります。

10.12 抗ウイルス薬

　私たち人類は種々の病原菌に対する対処法を見いだしてきましたが、病原性のウイルスとなると、これらに対処するのはなかなかやっかいです。そのため、現代においても高病原性インフルエンザやHIV感染症、エボラ出血熱のような病原性ウイルスによる疾患が私たちに恐怖を与えています。

　細菌は私たちの細胞と同じく、まわりから様々なものを取り込んで自力で生きています。そのため、抗菌薬という「毒」を取り込ませることでやっつけることが可能になります。それに対して、ウイルスは細菌のような生

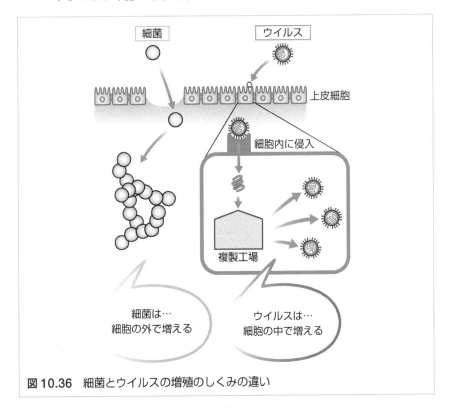

図10.36 細菌とウイルスの増殖のしくみの違い

命活動を行なわず、ひたすら取りつく細胞を探し出している存在です（**図10.36**）。そのため、ウイルスに直接薬を取り込ませることは出来ません。この点が細菌を対象とする場合と大きく異なります。

10.12.1　ガンシクロビル、タミフル®、アジドチミジン

　抗ウイルス薬の例としては、ウイルスが増殖するときに使われる偽の材料を提供してその DNA 合成を阻害するものが考えられ、たとえば、サイトメガロウイルス治療薬としてガンシクロビル（**図 10.37**）が使われます。ガンシクロビルはウイルスの複製を阻害します。

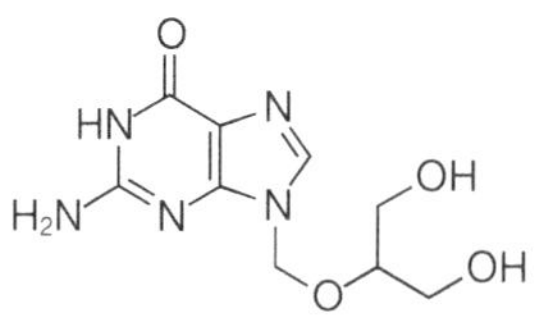

　著名なインフルエンザ治療薬のタミフル®（オセルタミビル、**図10.38A**）はインフルエンザウイルスが細胞から離脱するために重要なノイラミニダーゼという酵素を阻害します。タミフル®を服用すると、ウイルスが細胞から離れられなくな

図 10.37　ガンシクロビル

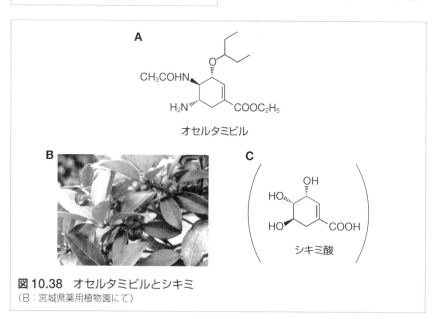

A

オセルタミビル

B

C

シキミ酸

図 10.38　オセルタミビルとシキミ
（B：宮城県薬用植物園にて）

り、ほかの細胞に乗り移れなくなるために増殖が遅くなるわけです。なお、タミフル®の原料となるのは、マツブサ科のシキミ（図10.38B）やトウシキミ（八角）の果実から得られるシキミ酸（図10.38C）です。

　一方、HIV（Human Immunodeficiency Virus、ヒト免疫不全ウイルス）はエイズ（AIDS：Acquired Immunodeficiency Syndrome、後天性免疫不全症候群）を引き起こすウイルスです。1981年のこと、アメリカで、通常では非常にまれにしか発症しないカリニ肺炎やカポジ肉腫の患者が多く出ました。これらの患者は免疫力が極度に低下していることがわかり、1983年には、その病原体ウイルスが、アメリカ国立がん研究所のギャロ（Robert Charles Gallo, 1937～）とフランスのパストゥール研究所のモンタニエ（Luc Antoine Montagnier, 1932～）によってほぼ同時に解明され、HIVと命名されました。

　エイズウイルスはRNAを遺伝情報としてもつウイルスで、ヒトの細胞に取りつくと、自分のRNAをヒトの細胞内に送り込み、細胞内でDNAに移し替えられてヒトのDNAに組み込まれます。このように遺伝情報としてRNAをもっていて、それを細胞内でDNAに変えて私たちの細胞のDNAに組み込むというやり方をもつウイルスをレトロウイルスといいます。これは、私たちの細胞が行っているDNA→RNAというのとは逆（レトロ）のRNA→DNAの方向で増殖するウイルスという意味です。

　このようなHIVによって免疫を担当する細胞がやられて極端に少なくなり、通常では感染しない病原体に感染し、身体が蝕まれていわゆるエイズを発症していたのでした。そこで、レトロウイルスのRNAがDNAに転写するのを阻害する薬剤のスクリーニングが行なわれ、その結果、見つかったのがアジドチミジン（AZT／レトロビル®、**図10.39**）です。この薬剤は1960年代にすでに知られていた化合物でした。

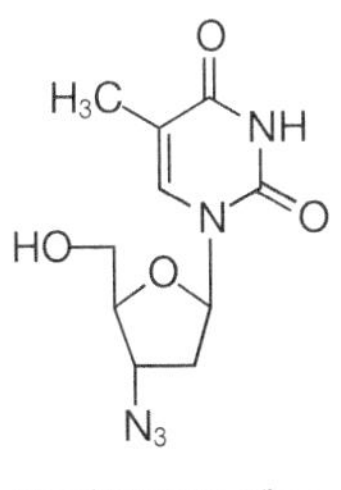

図10.39　アジドチミジン（AZT）

10.13 悪性腫瘍に用いる薬

腫瘍が正常な組織と異なるのは、腫瘍のほうは無秩序な増殖を行なうことです。すなわち、増殖の速さや転移をふまえた増殖の部位などの様々な点で、生体全体のバランスを無視していることです。腫瘍は増殖制御機構にこそ異常性がありますが、ほとんどはほかの自己の細胞と同じであり、このことが、治療を困難にしている理由となっています。悪性腫瘍（がん）の治療としては、外科的摘出、放射線療法とともに化学療法が行なわれ、化学療法に用いられる抗がん剤の重要性も増しています。

10.13.1 偽葉酸

古典的抗がん剤の例としては、DNAを構成するチミジンやプリン合成に関与している酵素の補酵素となっている葉酸（folic acid）の代謝を阻害するメトトレキサート（methotrexate：MTX、図10.40）の例があります。

葉酸は細胞に取り込まれ、DNAの合成に関わります。そこで葉酸とそっくりのメトトレキサートという化合物（いわば偽葉酸）を投与すると、この化合物はDNA合成のさかんな細胞ほど傷害を与えます。メトトレキサートは葉酸の代謝を阻害するため、結果としてDNAの複製を阻害し、分裂している細胞を傷害します。すなわち、さかんに分裂しているがん細胞により多く取り込まれ強い影響を与えるわけです。ただし、腫瘍を叩くためにメトトレキサートを与えると正常な細胞のDNA合成にもダメージを与えます。そのため、大量のメトトレキサートで腫瘍を叩いた後、正常細胞

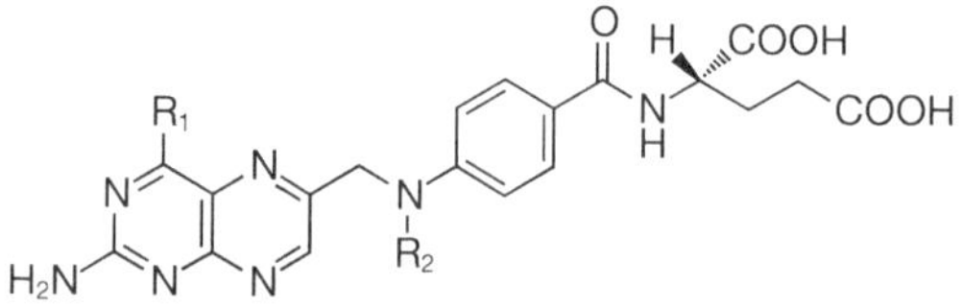

葉酸	R$_1$ = OH, R$_2$ = H
メトトレキサート	R$_1$ = NH$_2$, R$_2$ = CH$_3$

図10.40　葉酸とメトトレキサート

内で活性型の正常葉酸に変わるロイコボリン®を投与して正常細胞を救援するという療法が編み出されました。これをメトトレキサート–ロイコボリン®救援療法といい、重要な治療方法の１つとなっています。

　このような古典的化学療法剤は、がん細胞特異的ではなく増殖性細胞を標的とするために、副作用として骨髄抑制（赤血球を減少させるために貧血が起き、白血球を減少させるために感染しやすくなる）や免疫系抑制（感染しやすくなる）、消化器障害（粘膜組織の障害による）、そして脱毛（増殖している毛根細胞を障害するため）が目立ちます。

10.13.2　偽ウラシル

　DNAの材料であるウラシルのニセモノが抗がん剤として使用されることがあります。これの例が、5-フルオロウラシル（5-FU、**図10.41**）です。5-FUはDNA合成の際にウラシルの代わりに入り込んでしまい、DNAの合成を阻害します。

　5-FUは低濃度で血液内に長くとどまることが大切なのですが、肝臓ですぐに分解されてしまい、血中濃度が保たれません。しかしながら、血中濃度を保つために、分解を上回る高濃度の5-FUを点滴にて投与すると、もともとある5-FUの副作用である強い下痢や嘔吐などがあらわれます。そこで考えられたのは、プロドラッグのテガフールとウラシルを１：４で混合した薬剤です。この薬剤を投与すると本物のウラシルが肝臓における5-FUの代謝を遅らせ、血中濃度が保てるようになるのです。

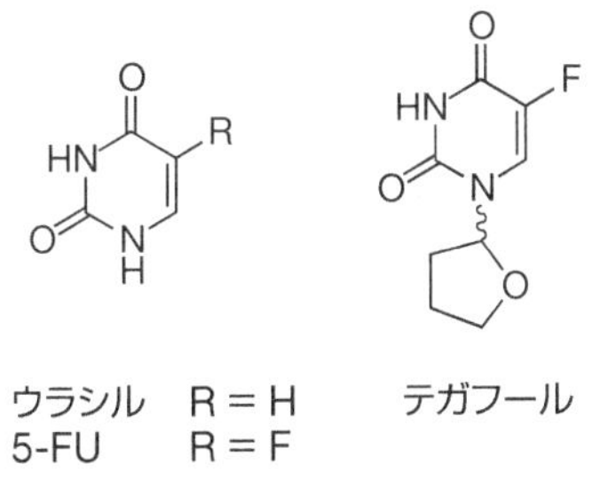

| ウラシル | R = H | テガフール |
| 5-FU | R = F | |

図10.41　ウラシルとテガフール

10.13.3　標的特異的抗がん薬

　がん細胞の増殖している部位だけに作用するようにした薬である標的特異的抗がん薬の例として、ゲフィチニブ（イレッサ®）が知られています。ゲフィチニブはがんで活性化されている増殖因子受容体（EGFRチロシンキナーゼ）を選択的に阻害する薬物で、一部の肺がんの特効薬として期待

されています。ゲフィチニブはEGFRチロシンキナーゼのATP結合部位に特異的に結合し、EGFRの自己リン酸化を阻害し、がん増殖のシグナル伝達を遮断します。そのため、がんの増殖や血管新生、転移の抑制、アポトーシスの誘導が起きると考えられています。ゲフィチニブは海外で承認される前に、日本にて最初に承認されましたが、ときに致死的な間質性肺炎が生じることが問題となっています。その原因はまだ不明です。

10.13.4　アクチノマイシン、ブレオマイシン、マイトマイシンC

アクチノマイシンやブレオマイシン、マイトマイシンC（**図10.42**）は抗がん性抗生物質の代表です。いずれもDNAに結合してその機能を低下させることによって抗がん活性を示します。

アクチノマイシンDは2本のDNAの中に入り込み（インターカレート）、DNAの情報の読み出しを阻害しています。途中でその情報読み取りが出来なくなるのです。北里研究所の秦藤樹（1908～2004）らによって発見されたマイトマイシンCには核酸と結合する性質のあることが証明されています。

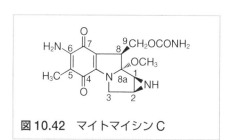

図10.42　マイトマイシンC

10.13.5　ビンブラスチンとビンクリスチン

米国イーライリリー社のスボボダ（Gordon H. Svoboda）らは、種々の植物由来の抽出エキスまたは化合物の抗腫瘍活性のスクリーニング試験を行ない、その結果、キョウチクトウ科（Apocynaceae）カタランサス属のニチニチソウ（*Catharanthus roseus*）の抽出物から単離されたアルカロイドに、P-1534急性白血病細胞を移植したマウス（DBA/2）に対して、著しい延命効果をもたらす作用のあることを発見しました。

C. roseus は、アフリカ大陸南東のマダガスカル島原産の植物で、現在では観賞を目的として世界中で栽培されています。わが国でもニチニチソウあるいはビンカなどの名で園芸市場に出まわっており、英名は "Madagascar periwinkle" です。

この植物の学名として、*Vinca rosea* などと紹介されることがありますが、これらの学名は使うべきではなく、*Catharanthus roseus* を使うべきです。キョウチクトウ科には *Vinca* 属という分類項目があり、この中にはツルニチニチソウ（*V. major*）や *V. minor* が含まれています。しかし、*Vinca* 属にニチニチソウを含めるには、両者の間に形態学上の違いが多く、ニチニチソウは別の属とすべきなのです。

　ここに紹介する VLB や VCR を含むアルカロイド群を、ビンカ（*Vinca*）アルカロイドと呼んだり、VLB と VCR の名称がそれぞれ、"vinblastine（vincaleukoblastine ともいう）" と "vincristine" の略号であるということも、これらのアルカロイドの基原植物が *Vinca* 属であるという錯覚に陥らせています。これらの二重分子アルカロイド群は、その必要のあるときにはビンカアルカロイドではなくカサランサスアルカロイドと呼称して、ビンカアルカロイドとは区別すべきでしょう。

　さて、ニチニチソウは、VLB や VCR の発見前には民間で経口の糖尿病薬として用いられており、その活性についての動物実験が行なわれていました。しかし、活性成分の単離はおろか、いかなる条件下においても血糖下降作用が見いだされないままになっていました。しかし、この研究中、抽出物を分画した中に末梢血の顆粒球減少作用と骨髄の造血機能低下活性を有する画分があることが見いだされました。そして、一活性成分として、インドールアルカロイド 2 分子が結合した二重分子アルカロイドであるビンブラスチン（vinblastine：VLB、**図 10.43**）が単離されました。その後、Svoboda らの研究によって、ビンブラスチンには強い抗がん効果のあることが発見され、骨髄性白血病の治療薬の開発へとつながることになりました。ビンブラスチンにはビンカロイコブラスチン（vincaleukoblastine）の別名もあり、略号の VLB はこの名称由来です。

　一方、ビンクリスチン（vincristine：VCR）はビンブラスチン（VLB）の副成分としてニチニチソウから単離された化合物であり、VLB の 22 位（メチル基）がオキソ体となった化学構造を有しています。そのために、この化合物は 22- オキソビンカロイコブラスチン（22-oxovincaleukoblastine）と称されることもあります。また、同一化合物がロイロクリスチン（leurocristine）と命名されたことがあることから、LCR と略称されることもあるわけです。

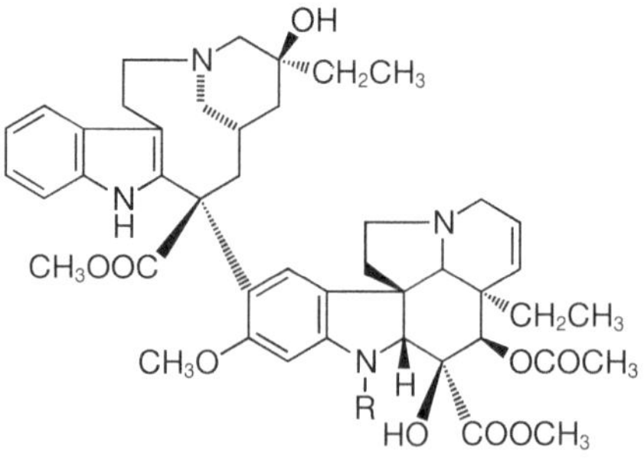

ビンブラスチン（VLB）　R = CH₃
ビンクリスチン（VCR）　R = CHO

図10.43　ビンブラスチンとビンクリスチン

　以上述べてきたように、ビンブラスチンにはビンカロイコブラスチンという別名と略号としてVLB、ビンクリスチンにはロイロクリスチンおよび22-オキソビンカロイコブラスチンという別名と略号としてVCRおよびLCRがあって混乱しています。そこで、米国医学会（American Medical Association）では、これら2種のアルカロイドの名称と略号として、それぞれビンブラスチン（vinblastine）とVLB、およびビンクリスチン（vincristine）とVCRという統一名称と略号を使用することを推奨しています。ちなみに、VLBはVelban、またVCRはOncovinという商品名（イーライリリー社）で市場に出ています。

　VLBおよびVCRの硫酸塩は、抗がん剤として臨床応用されており、特にVCR硫酸塩は、白血病、悪性リンパ腫、小児腫瘍を中心として、単独であるいは他剤と併用して広く用いられています。しかし副作用として、白血球減少、血小板減少、消化器症状、脱毛、しびれ感や筋痛などの神経および筋症状があります。一方、VLB硫酸塩は、VCR硫酸塩に比べると使用される頻度は少ないのですが、症例によってはVCR硫酸塩よりも優れた効果を示すといい、悪性リンパ腫や絨毛がん、胞状奇胎などの絨毛性疾患に応用されています。VLBとVCRの化学構造の違いはわずかですが、抗腫瘍活性や副作用は異なっています。VLB硫酸塩にはVCR硫酸塩と同様の副作用もありますが、VLB硫酸塩はVCR硫酸塩と比較して、神経系に対する副作用が少ない代わりに骨髄抑制は強いといわれます。

ビンブラスチンもビンクリスチンも細胞の分裂装置（紡錘体）を構成する微小管の形成に影響を及ぼし、有糸細胞分裂を阻害します。この作用はコルチカム（イヌサフラン）から得られるコルヒチンの作用に似ています。

10.13.6 サリドマイド

サリドマイド（thalidomide、**図 10.44**）は、鎮静・催眠薬として大変良く奏効し、妊婦さんたちにも使われました。しかし、1961 年以来、妊娠の初期に用いるとアザラシ肢症の奇形児を分娩することが判明し、いわゆるサリドマイド禍で大きな社会問題となりました。サリドマイド分子の一部は DNA を構成する核酸塩基のグアニン（G）と類似しています。そして、DNA の二重鎖の中に入り込むことが出来ます。DNA に入り込んだサリドマイドは胚の一部での血管新生とそれに続く正常な発達を妨げるものと考えられます。

なお、1979 年には R 体と S 体のうちの R 体は催眠作用のみを有し、S 体が奇形を引き起こすという報告がなされました。しかし、その後の 1994 年の報告にて、R 体のみを投与しても比較的速やかに動物体内でラセミ化し、S 体も生成してしまうと報告されています。

サリドマイドは妊娠初期にこの薬物を服用した妊婦にもとても良い薬でし

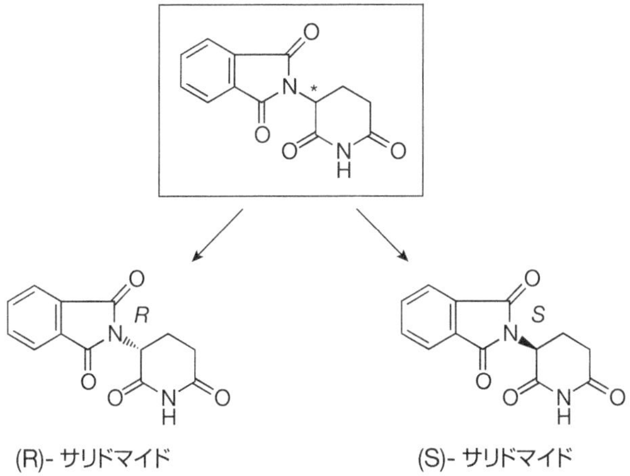

(R)- サリドマイド　　　　　(S)- サリドマイド

図 10.44 サリドマイド

たが、その胎児にとんでもない影響が出てしまうことになったわけです。現在、妊娠初期の4～7週目（28～50日）は胎児の各器官の発生の時期であり、感受性が高くて奇形発生の危険性が高く、特に注意が必要といわれています。一方、妊娠0～27日目は無影響期といって奇形は起こりにくいといわれ、妊娠3～4ヵ月の間は相対過敏期あるいは比較過敏期といって注意が必要な時期、そして、妊娠5ヵ月以降出産日までは奇形は起こりにくくなりますが、胎児への影響の可能性はあるので注意すべきとされています。

　一方、現在サリドマイドは多発性骨髄腫などの治療薬としての再評価が進んでいて、逆にこの副作用を利用した使い方がなされています。アメリカでは2006年にFDAによって認可されています。日本では2008年に再承認され、治療への応用もなされています。

　サリドマイドは上記のような薬禍を招いてしまいましたが、これは薬剤に罪があるわけでなく、あくまでもそれを応用する人間側の対応がまずかったわけです。私たち人類は何らかの化合物を医薬品として応用しようとする際には、いつもこの感覚を持ち続けることが大切だと思います。

10.13.7　化学兵器から抗白血病薬へ

　第一次世界大戦時、それまでは化学兵器としては、塩素ガス（Cl_2）やホスゲン（$COCl_2$）などが使用されていましたが、やがて、糜爛剤のイペリット（Yperite、**図10.45**左）が開発されました。イペリットとは、1917年にドイツ軍がイープルにこの毒ガス弾を落としたために付いた名前です。また、この化合物には芥子臭があるためにマスタードガスとも呼ばれます。このガスに触れたところからただれるので、ガスマスクだけでは防げません。糜爛性の毒ガスにやられると障害は永久に残るといわれています。

　1943年、イタリアのアドリア海にてイペリット100 tが流出する事態と

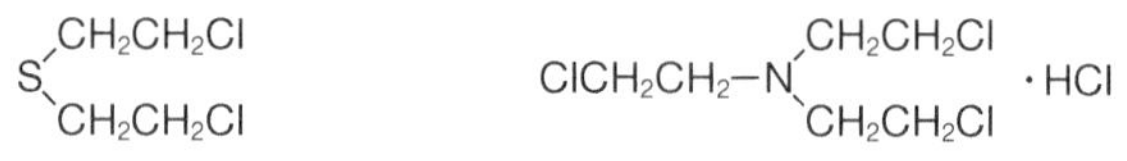

イペリット
（サルファマスタード）

ナイトロジェンマスタード
由来の化合物の一例
（HN3と略されるもの）

図10.45　イペリットとナイトロジェンマスタードの例

なりました。その結果、このガスの被害を受けた人々は糜爛などが生じたほか、白血球数が減っていることもわかりました。そこで、この化合物は白血病の治療に応用出来るのではないかということになりました。

そのため、イペリットの毒性を減じる目的で、分子中のS原子をN原子に変えたナイトロジェンマスタード（HNZ：$CH_3N(CH_2CH_2Cl)_2$）が調製されました（図10.45右）。ナイトロジェンマスタードはDNAをアルキル化することによってDNA合成を阻害する活性があります。結局、ナイトロジェンマスタードそのものは毒性が強すぎて、抗がん剤としては応用されませんでしたが、その後、種々のアルキル化剤が考案されることになりました。

10.13.8　その他の抗がん薬

その他の抗がん薬として、乳がんや前立腺がんのように性ホルモンがその増殖に関与しているがんに対して、女性ホルモンや男性ホルモンの拮抗薬によりがん細胞の増殖を抑制することが出来る場合があります。また、10.13.6でも述べているサリドマイドには腫瘍血管抑制作用などの新たな作用が見いだされ、多発性骨髄腫の治療に使用が試みられています。

また、京都大学の本庶佑（1942～）氏らの研究成果をもとにオプジーボ®（ニボルマブ）というがん免疫治療薬が開発されました。この医薬品は悪性黒色腫やホジキンリンパ腫などに有効といわれ、副作用も少なく、がん治療に革命をもたらす新薬ともいわれています。本庶博士はこの業績で2018年のノーベル生理学・医学賞を授与されました。

種々の新薬があらわれてはいるものの、決定的といわれるものはなく、がんと人間との闘いはまだ続くことでしょう。

10.14　解毒薬

毒の話をすると、よく「その毒に対する解毒薬はありますか」という質問を受けます。科学の発達とともに、各種の毒に対する解毒薬が発展しているように思われるかもしれませんが、実はそんなに発展していないというのが実情です。ただ、一部の毒に関しては対処法も発見されているので、

そのようなものについて若干の説明をいたしましょう。

10.14.1　有機リン系の毒物に対する解毒薬

現在、次のような ABC 兵器と呼ばれるものがあります（**図 10.46**）。

A（Atomic：核）

B（Biological：生物）

C（Chemical：化学）

このうち、化学兵器として有機リン系の神経ガスが使用されるようになりました。その発見はナチスドイツによるもので、最初のものはタブンであり、1936 年に農薬の開発中に発見されました。その後、1938 年にサリンが開発されました。サリンという名前は開発者の 4 人の名前（<u>S</u>chrader、<u>A</u>mbros、<u>R</u>üdger、L<u>in</u>de）の一部をとったものでした。ついでソマンが 1944 年に開発され、以上 3 つはドイツで開発されたものです。そして、1952 年に VX がイギリスで発見され、アメリカで開発されました。

日本では、宗教団体のオウム真理教により化学兵器のサリンが都心で使用されるという未曾有の事件が起きました。我々は、つい 5500 人という被害者数（死者や重軽傷者数）のみが頭に浮かびますが、その一人一人の被害者と家族に人生があることを忘れてはなりません。村上春樹の『アンダーグラウンド』（1997）は、そこを示してくれています。

サリンは、私たちの体内の神経伝達物質であるアセチルコリンの分解を司るアセチルコリンエステラーゼという酵素と結びついて、この酵素の作用を阻害します。その結果、分解されないアセチルコリンはまた受容体と結合して興奮を伝達し続け、筋肉はけいれんを起こします（**図 10.47**）。また、副交感神経を興奮させる結果、瞳孔の縮小などが起きます。サリンは、呼気や経口のみならず皮膚を通じても体内に侵入し、毒性を発揮します。

サリンの解毒剤の 1 つとされるナス科植物由来のアトロピンは、アセチルコリンが結合する部位に結合してその作用が出ないようにします。しかし、アトロピン自身も 4.2.1 で述べているように毒性の強い化合物です。その使用は当然難しいということになります。一方、PAM（Pyridinealdoxime methiodide ／プラリドキシム）も、解毒および予防薬として応用されます。この薬物は、サリンによって不活性化された酵素からサリンを引き剥がして酵素を再び活性化します。

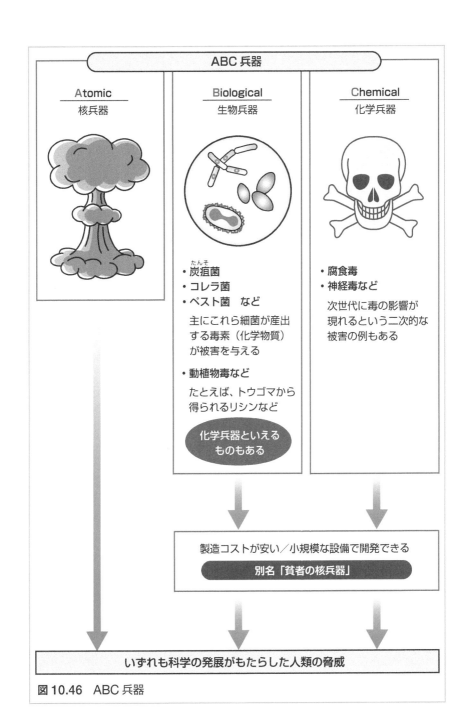

図10.46 ABC兵器

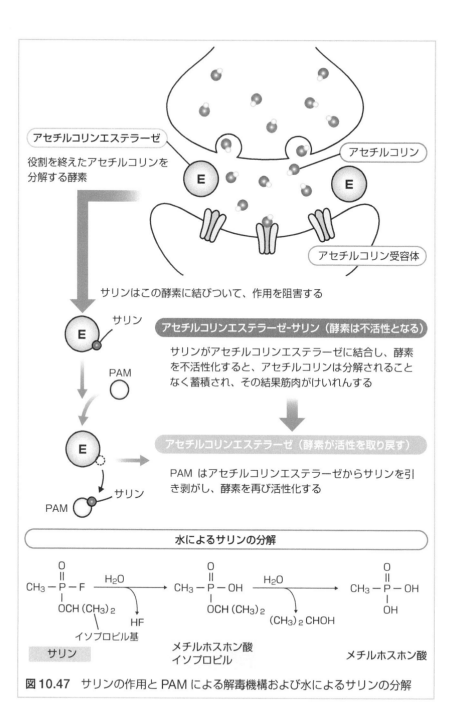

アセチルコリンエステラーゼ
役割を終えたアセチルコリンを
分解する酵素

アセチルコリン

アセチルコリン受容体

サリンはこの酵素に結びついて、作用を阻害する

サリン

アセチルコリンエステラーゼ-サリン（酵素は不活性となる）

サリンがアセチルコリンエステラーゼに結合し、酵素を不活性化すると、アセチルコリンは分解されることなく蓄積され、その結果筋肉がけいれんする

PAM

アセチルコリンエステラーゼ（酵素が活性を取り戻す）

PAM はアセチルコリンエステラーゼからサリンを引き剥がし、酵素を再び活性化する

サリン

PAM

水によるサリンの分解

$$CH_3 - \underset{\underset{OCH(CH_3)_2}{|}}{\overset{\overset{O}{\|}}{P}} - F \xrightarrow[\quad HF \quad]{H_2O} CH_3 - \underset{\underset{OCH(CH_3)_2}{|}}{\overset{\overset{O}{\|}}{P}} - OH \xrightarrow[\quad (CH_3)_2CHOH \quad]{H_2O} CH_3 - \underset{\underset{OH}{|}}{\overset{\overset{O}{\|}}{P}} - OH$$

イソプロピル基

サリン

メチルホスホン酸
イソプロピル

メチルホスホン酸

図10.47 サリンの作用と PAM による解毒機構および水によるサリンの分解

PAM は、有機リン系農薬、たとえば、パラチオン（特定毒物／1971年より使用禁止）や弱毒性のマラチオンなどの中毒にも応用されます。PAMの副作用としては吐き気、不整脈が知られています。このような有用な解毒薬も存在しますが、生体は複雑であり、サリンや有機リン系農薬の発揮する種々の毒性のすべてに対処出来るわけではありません。

　なお、サリンはアルカリ性水溶液または水によって分解し、メチルホスホン酸イソプロピル、さらにメチルホスホン酸となります。

10.14.2　ギンコトキシンの解毒機構

　化石植物の1つといわれるほど古い歴史を持つイチョウ（*Ginkgo biloba*）ですが、わが国ではその木材を将棋盤や将棋の駒、お盆、鉢、まな板、仏具などに使うほか、種子の一部はギンナン（**図10.48**）として食用や薬用に使用されています。

　イチョウの種子珠皮外層にはかぶれを起こす成分が含まれ、これはうるしのかぶれ成分によく似た化学構造を有しています。一方、ギンナンと称される食用部分にも毒成分が含まれ、ギンコトキシン（ginkgotoxin ／ 4'-*O*-メチルピリドキシン）というアルカロイドとして認識されています。ギンコトキシンは脳内の鎮静的な伝達物質の1つである GABA の生成を阻害することから、ギンナンの多食はけいれんなどの中毒を引き起こします（**図10.49**）。

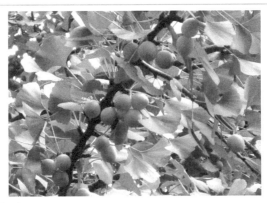

図10.48　ギンナン
（日本薬科大学さいたまキャンパスにて）

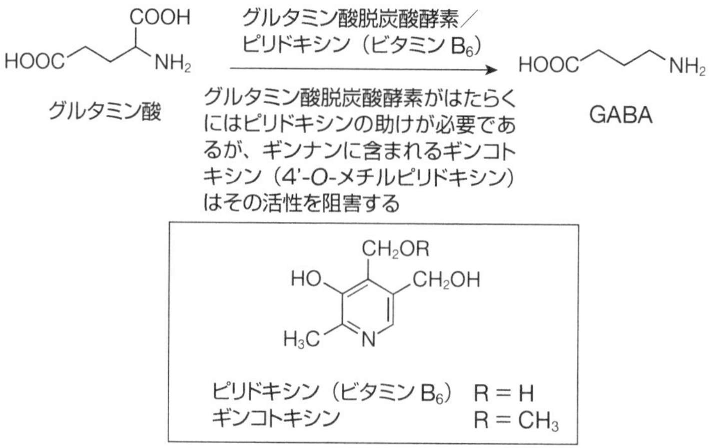

図 10.49　ギンナンを大量に食べて中毒を起こす機構

　よく、昔から「ギンナンは歳の数以上食べてはいけない」といわれていますが、実際に 41 歳の女性が 60 個以上のギンナンを食べて病院搬送された例もあります。この場合、この女性が 40 個だけ食べた場合にどうなったかはわかりませんが、中には、中毒により死亡した例もありますので、多食は禁物です。特に気を付けなければならないのは幼い子供で、たとえば 5 歳の子は 5 つまでにとどめておくことが得策でしょう。

　ギンナンの中毒には対処法があり、ビタミン B$_6$ の補給です。上述のギンコトキシンはビタミン B$_6$ に化学構造が似ており、GABA を生成する酵素の補酵素としてはたらいているビタミン B$_6$ の代わりに入り込んで GABA の生成を阻害するからです。

10.15　発毛促進薬

　海外の一部の国では、男性はある程度以上薄毛にならないと未成熟とみなされるところもあるとのことで、そのような国ではなんら悩みの種にはならないのでしょうが、少なくとも日本人男性にとっては薄毛という症状は悩みの種の 1 つになっていると思います。

薄毛に効果があるという薬はたくさんあらわれ、これまでにも民間薬を含め、様々な「毛生え薬」が出現しましたが、1999年には一般用医薬品として、ミノキシジル（**図10.50**）1%が含まれた「リアップ®」が発売されました。2009年にはミノキ

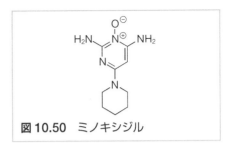

図10.50　ミノキシジル

シジル含量が5%のものも発売され、その後、種々の製剤が発売され、今日に至っています。なお、2009年の改正薬事法により、この医薬品は第1類医薬品に区分されたので、購入にあたっては薬剤師による適正使用のため必要な情報の提供が義務付けされています。

　ミノキシジルはもともとは高血圧症に対する経口薬として用いられてきましたが、のちに髪を育成し、脱毛症を回復させる効果が発見され、頭部に塗布する液状の外用薬として販売されるようになりました。この医薬品の毛髪成長のメカニズムについては、毛乳頭細胞や毛母細胞の活性化と説明されていますが、詳細は未詳です。なお、この医薬品には、頭皮のかゆみのほか、一般的ではないとされますが、頭痛や性欲減退、重い低血圧、不整脈、動悸などの副作用もみられることがありますので注意が必要です。

10.16　ヨウ素と甲状腺ホルモン

　ヨウ素（iodo）はヨードともいい、塩素などと同様にハロゲン原子の1つでもあり、ヒトに不可欠なミネラルでもあります。海藻類や魚介類などに多く含まれるため、海産物を多く食べる日本では、その摂取量は必要量を十分に上回り、その不足が問題となることはありません。しかし、逆に過剰摂取により甲状腺機能低下症や、甲状腺腫などの健康障害が引き起こされることがあります。体内ではそのほとんどが甲状腺ホルモンの構成成分として含まれています。

　食品から摂取されたヨウ素は、甲状腺に取り込まれ、甲状腺ホルモンであるチロキシン（サイロキシン／T_4）やT_4の脱ヨウ素により得られるト

リヨードチロニン（トリヨードサイロニン／T_3）（**図 10.51**）の構成成分として使用されます。ヒトの体内には成人で約 15 〜 20 mg のヨウ素が存在しますが、その大部分が甲状腺にあるといわれます。

　甲状腺ホルモンは、タンパク質の合成や、細胞の活動、エネルギー代謝などに関係し、発育に不可欠なホルモンです。上述のようにわが国では、その構成成分であるヨウ素の不足はまず起きませんが、世界的に見るとその不足が起こりやすいミネラルといえます。特に山岳地帯や内陸部などでは風土病ともいえる深刻な場合があります。ヨウ素の摂取量が不足すると、甲状腺刺激ホルモンの分泌が増加し、甲状腺の発達を促進することで、ヨウ素不足を補おうとしますが、その結果、甲状腺の肥大や甲状腺腫が引き起こされます。また、甲状腺ホルモンの不足によって、精神障害と神経系の障害を伴う成長不全をもたらすクレチン症などが起こることが知られています。

　ヨウ素には各種の同位体が存在しますが、そのうち、放射線を出さないのは ^{127}I だけです。一方、放射性の同位体として代表的なものには、^{129}I（半減期約 1600 万年）、^{131}I（半減期 8.05 日）、^{132}I（半減期 2.3 時間）、^{133}I（半減期 20.8 時間）があります。このうち、^{131}I と ^{133}I はウランの核分裂によって生成されるので、原子力発電所の事故では最も注目される放射性のヨウ素です。

　原子炉事故のときに真っ先に気体か気体状になりやすい放射性元素は放射性の希ガス（クリプトンやキセノン）やヨウ素ということになります。

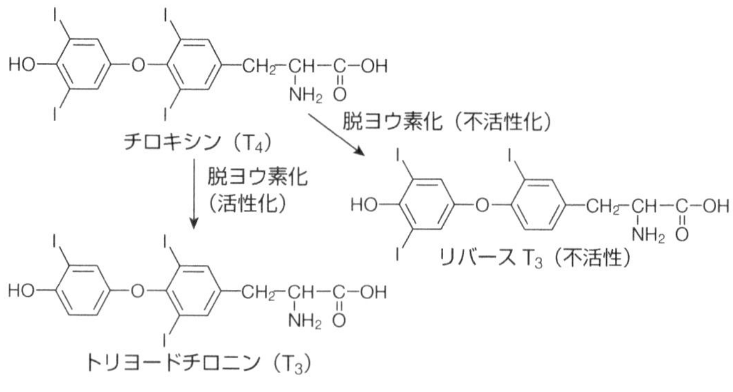

図 10.51　甲状腺ホルモン T_3 と T_4

しかし、このうち希ガスは化学反応しないので、人体に蓄積せず、大気中に拡散して薄められてしまいますし、やがて放射能を失っていきますからヒトに与える影響は小さいといえます。これに対して、半減期の長い放射性のヨウ素である ^{129}I は呼吸や食べ物を通して人体に入り、やがてその 10 〜 30%は甲状腺に蓄積されます。なお、逆に半減期の短い ^{131}I などは核医学における放射線療法（甲状腺機能亢進症や一部の甲状腺がんなどの治療）に用いられます。

　放射性ヨウ素が大気中に放出されるような事故が起きたときには、特に子供の場合にはヨウ素をさかんに甲状腺に取り入れるものですから、危険が及びやすいのです。そこで、ヨウ素剤（ヨウ化カリウム／ KI）が応用されることになります。甲状腺を、放射性でない通常のヨウ素で満たしておけば、放射性ヨウ素の甲状腺への移行を阻止出来るというわけです。もしも、放射性ヨウ素が体内に入る前にヨウ化カリウムを服用すれば最も効果的ですが、3 時間後くらいでも 50%以上の効果が期待出来るとのことです。服用量は成人でヨウ素剤として 130 mg（ヨウ素として 100 mg ／子供は半量）となっていますが、この際、ヨウ素を摂取しすぎると害のあることも忘れてはいけません。

　この本の最後に、ヒトと薬との関係をよく示す例としてヨウ素剤の話をさせていただきました。東日本大震災における福島県における原発事故の放射性物質飛散による影響はまだまだ不明のことが多いのですが、決して起こしてはいけない事故を起こしてしまったとは確実にいえます。すなわち、まずは薬が必要となるような場面となることを避けることが一番ですが、どうしても薬の使用を避けられなくなった場合には、どうしてその薬が必要なのか、また、その薬はどのようなしくみで健康を取り戻すために役立っているのか、そして、薬にはまず間違いなく服用による危険性があることを常に考えていただきたいと思ったからです。

　本来は「悪人正機説」の説明のために使われた言葉といわれますが、薬の使用にあたってもまさにその通りと考えられる、「薬あればとて毒をこのむべからず」（『歎異抄』第十三条）という言葉でこの本を締めくくらせていただきたいと思います。

抗生物質の発見と発展〜３つの ノーベル賞〜

　1928 年、英国のフレミングがペニシリンを発見しました。その後、1940 年前後に、フローリーとチェインがペニシリンの再発見をします。ペニシリンは傷口の化膿に関係する黄色ブドウ球菌などに著明な抗菌作用を示します。戦時下においては兵士たちが致命傷ではなかったにもかかわらず、ちょっとした傷を負ったことにより、そこからばい菌が入って命を落とすことがよくあったのですが、ペニシリンはこのような事態を劇的に改善しました。フレミング、フローリー、チェインはこの業績で 1945 年にノーベル生理学・医学賞を受賞します。

　ペニシリンは大変に有用な効果を示しましたが、当時 猖 獗 を極めていた結核菌には効果がありませんでした。抗菌スペクトルというのですが、抗生物質には、効果を示す菌とそうでない菌とがあるのです。すなわち、ペニシリン類は結核菌には効果がありませんでした。結核菌に効果のある抗生物質として最初に発見されたのがストレプトマイシンで、発見したのはワクスマンらです。ペニシリン類は青カビが生産しますが、ストレプトマイシンは放線菌と称される微生物が生産します。放線菌は主に土壌中に棲息する微生物の仲間です。この発見で、ついに人類は恐怖の１つであった結核を薬で退治する方法を見いだしたのです。ワクスマンも 1952 年にノーベル生理学・医学賞を受賞しました。

　さらに、アフリカ北西部の風土病であり原虫によって発症するオンコセルカ症に著効のあるエバーメクチンが発見され、またその化合物の一部を還元し、より効果の優れたイベルメクチンが開発されたことに対し、2015 年には、北里大学（㈻北里研究所）の大村智博士と当時メルク社のキャンベル博士にノーベル生理学・医学賞が授与されました。これで、抗生物質発見に関係するノーベル賞の授与は、ペニシリンの発見、ストレプトマイシンの発見についで３件目となりました。

　ストレプトマイシンやエバーメクチンもそうですが、現在は抗生物質の探索は主に放線菌を対象として行なわれています。土壌から単離された各種の放線菌をそれぞれ培養し、現在は抗菌作用だけではなく、様々な有用

な生物活性をもつ化学成分（抗生物質）をつくり出している放線菌を見い
だして、その放線菌を大量に培養し、培養物から当該目的物質を単離して
その化学構造を決定し、新規の抗生物質であれば特許を申請するとともに
学会誌に報告し、さらに臨床へ応用出来ないか研究するわけです。

　このような研究を、著者も、かつての（社）北里研究所（現在、この名
前は北里大学の学校法人名となっています）で上記の大村智博士のグルー
プにて実施していました。抗生物質の中には実に様々な生物活性を示すも
のがありますが、著者を中心とした小探索グループは主にがん細胞を特異
的に殺す抗生物質を探索し、6年間強の在籍期間にて10系統27種の新規
抗生物質を世に出すことが出来ました。短い期間の経験でしたが、抗生物
質は種々の疾病に対する新規の医薬品となりうる化合物がまだまだ出現す
る可能性のある分野と身をもって感じました。実際に、この本に述べてき
た医薬品の中にも、抗菌薬のみならず、免疫抑制薬、酵素阻害薬、抗ウイ
ルス薬、抗悪性腫瘍薬などの中には抗生物質に分類されるものが数多くあ
ります。

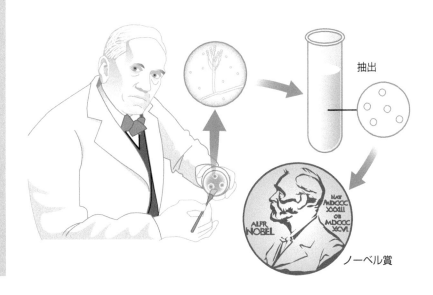

抽出

ノーベル賞

おわりに

　私たちは、ある化学物質が、ヒトの身体に対して何らかの望ましい作用をもたらした場合、その化学物質を「薬」と呼びます。これに対して、もし、その化合物が望ましくない作用をもたらした場合には、そのものは「毒」と呼ばれることになります。

　もともと、ある化学物質が生体に対して何らかの作用を及ぼす場合、そのものを生物活性物質ということがありますが、その作用が望ましいものであるか否かにより、その化合物の評価が薬や毒となるだけのことです。この事実を著者は「薬毒同源」と称しています。よって、薬や毒という評価は人間側の都合によってなされるだけで、それぞれの化学物質に薬や毒という符丁がついているわけではありません。

　それではこれらの生物活性物質はいかにして生物活性を示しているのでしょうか。この本では、これらの生物活性物質がいかにして、私たちの身体に（特に薬として）はたらきかけをするのかという点に着目して、絵や図を多用して説明を試みることにしました。また、これらの生物活性物質について出来るだけ化学構造式を示すことにしました。化学構造式に慣れている薬学関係者であれば、各化学構造式を見ることによってさらなる情報の深みを得ることも出来ると考えたからです。もし、化学構造式に慣れておられないなら、無視して読んでいってくださっても理解出来るように工夫したつもりです。

　薬剤師が薬を交付する際には、その薬についての詳しい説明が行なわれることがあります。これは、その薬の使用にあたっての必要な注意や、その薬の服用にあたっての危険性などを知っていただくために行なわれることで、これを「服薬指導」といいます。薬の種類によっては一定の説明をすることが義務化されています。この点に関して、かねがね残念かつ不思議に思っていることがあります。手術前の外科医による説明にはおそらく誰もが相当の注意をはらって耳を傾けると思うのにもかかわらず、中には、薬剤師の服薬指導には耳を傾けようとしない人がいるということです。

薬の中にはその服用が外科手術にも匹敵する効果とともに危険性を伴うものもあります。私たち日本人には、もしかしたら、長かった漢方医療を主体とした治療の影響か、「薬は良いものであり、必ずや体調を良い方向に導いてくれる」、あるいは「薬は医師の処方したものを黙って服用すれば良いので、患者が薬の詳細や中身を知ったり改めて薬剤師による服薬指導を受ける必要はない」というような信頼感あるいは信仰があるようです。すなわち、良くも悪くも、薬に対する安心感のようなものがあって、その服用を全く怖がらないところがあります。このことが、種々起きている薬の服用による事故にもつながりかねないということを是非知っておいていただきたいと思う次第です。また、薬学生や現場の薬剤師にとっても服薬指導は大変に重要かつ責任ある行為であることを再認識していただきたいと思います。

　そのためにも、各種医薬品の作用するしくみ全般を知っておくことは大切なことと思っています。もちろん、この本のサイズで膨大な情報となる薬理学の全貌を述べられるわけはなく、また、この本は、そのことを目的とはしておりません。触れていることもごく基本的なところですから、それぞれの系統の医薬品の特性などについてはさらに詳しく知る必要が出てくることでしょう。しかし、この本が、各種の薬の作用のしくみの概要を見渡す目的を果たすとともに、さらに詳しく知るための本を見つけ出す羅針盤として役に立ってくれればまさに著者冥利につきます。

　なお、この本にては、各種の医薬品の効果などを書いたところがありますが、これらは現在、学術的に知られていることを、著者なりの取捨選択で記載したものですから、これらの記述を鵜呑みにして応用されないように、特に注意を促したく存じます。

　実は、著者の専門は化学系薬学といわれる領域の「天然物化学」です。そのため、薬をともすれば主に「化学物質」としての側面のみから見る傾向があります。しかし、著者自身、この本を執筆することにより、様々な薬の「作用のしくみ」という側面から、各種の薬の全般について再度見直してみる良い機会となりました。すなわち、この本の執筆から著者自身も、大いに得るところがあったことを正直に告白しておきます。一方、執筆を通して、改めて、先人たちが、様々な薬をひとつひとつ見いだしてきたことの偉大さと、それぞれの薬そのものの偉大さに圧倒され続けました。加えて、まさに人類の宝物ともいうべき膨大な種類の薬とその情報をいかに有効に管理し、また活用していくかと

いうことが、薬学という学問や私たち薬剤師に課された義務であるかと思うと、改めて身の引き締まる思いもいたします。言いかえれば、いかに薬学という学問が奥深いものであり、薬剤師が重要な専門職であるかを改めて思い知らされた次第です。

　江戸時代末期の1831（天保2）年に佐藤方定（民之助）という人物によってまとめられた『奇魂』という本に、「病を癒す動植を、くすり、と云フ　原義ハ、令和の意也、」という記述があります。この画像資料をご提供くださいました「内藤記念くすり博物館」（岐阜県各務原市）の森田宏館長に厚く御礼申し上げます。この「令和（なぐし）」と読めば「薬」の意味を持つという「令和」という元号を持つことになった時代の初めにこのような本を著すことが出来たことに大いなる光栄さと大きな意義を感じます。

　この本をまとめるにあたり、講談社サイエンティフィクの池上寛子さんには執筆の提案から完成に至るまで大変にお世話になりました。心から感謝の意を表します。また、この本をまとめる機会を与えてくださった日本薬科大学に深謝いたします。そして、いつものごとく、執筆の間、静かに見守ってくれている家族にも感謝します。

2019年（令和元年）

錦秋の日本薬科大学キャンパスにて

著者識

参考文献

愛新覚羅浩、流転の王妃の昭和史、新潮文庫（1992）.

青柳高明、酵素阻害物質、共立全書（1978）.

朝日新聞社出版企画室、日本をゆるがしたサリンとオウム、朝日新聞社（1995）.

生田哲、脳と心をあやつる物質、講談社（1999）.

生田哲、脳に効く快楽のクスリ、講談社（2000）.

伊佐山芳郎、現代たばこ戦争、岩波書店（1999）.

石川元助、毒矢の文化、紀伊國屋書店（1963）.

石川元助、毒薬、毎日新聞社（1965）.

石川元助、ガマの油からLSDまで、第三書館（1990）.

石田三雄、ホルモンハンター、京都大学学術出版会（2012）.

岩田健太郎、99.9％が誤用の抗生物質、光文社（2013）.

上野芳夫・大村智編集、微生物薬品化学、南江堂（1986）.

上野玲、うつは薬では治らない、文藝春秋（2010）.

宇賀田為吉、タバコの歴史、岩波書店（1973）.

宇田川久美子、薬を使わない薬剤師の「やめる」健康法、光文社新書（2015）.

内林政夫、ピル誕生の仕掛け人、化学同人、（2001）.

内海聡、睡眠薬中毒：効かなくなってもやめられない、PHP研究所（2016）.

John Emsley・Peter Fell（渡辺正訳）、からだと化学物質：カフェインのこわさを知ってますか？、丸善（2001）.

John Emsley（渡辺正・久村典子訳）、毒性元素―謎の死を追う、丸善（2008）.

John Emsley（山崎昶訳）、殺人分子の事件簿、化学同人（2010）

大熊規矩男、タバコ、社会思想研究会出版部（1961）.

大熊規矩男、日本のタバコ、社会思想社（2003）.

大森義仁、毒性学、廣川書店（1988）.

大和田潔、知らずに飲んでいた薬の中身、祥伝社（2009）.

Larry Katzenstein（山下篤子訳）、バイアグラ、三田出版（1998）.

Ernst Kaiser（小原正明訳）、パラケルススの生涯、東京図書（1977）.

貝谷久宣、脳内不安物質、講談社（1997）.

片田珠美、一億総ガキ社会:「成熟拒否」という病、光文社（2010）.

刈米達夫、世界の民間薬、廣川書店（1973）.

刈米達夫・小林義雄、有毒植物・有毒キノコ、廣川書店（1979）.

北中進・船山信次編、医療を指向する天然物医薬品化学、廣川書店（2011）.

Deborah Cadbury（井口泰泉監修、古草秀子訳）、メス化する自然:環境ホルモン汚染の恐怖、集英社（1998）.

Joseph G. Cannon（江崎俊之訳）、化学者のための薬理学、地人書館（2001）.

草間正夫、ビタミンの話、裳華房（1990）.

栗原堅三、味と香りの話、岩波書店（1998）.

Jean Cocteau（堀口大学訳）、阿片、角川書店（1996）.

小林司、心にはたらく薬たち、人文書院（1993）.

小森榮、ドラッグ社会への挑戦:身近に起こる薬物乱用との闘い、丸善（1999）.

小山昇平、日本の毒キノコ 150 種、ほおずき書籍（1992）.

酒井和夫、脳内薬品 SSRI、リヨン社（1997）.

佐藤哲男、毒性生化学、廣川書店（1993）.

澤田康文、しのびよる身近な毒:O157、サリンからダイオキシン…環境ホルモンまで、羊土社（1998）.

志賀潔、或る細菌学者の回想、日本図書センター（1997）.

柴田承二他編、生物活性天然物質、医歯薬出版（1978）.

Rock Brynner・Trent Stephens（本間徳子訳）、神と悪魔の薬サリドマイド、日経 BP 社（2001）.

諏訪邦夫、麻酔の科学　第 2 版、講談社（2010）.

高木敬次郎・小沢光編著、薬物学、南山堂（1980）.

高田明和、脳内麻薬の真実、PHP 研究所（1996）.

高橋晄正、アリナミン:この危険な薬、三一書房（1971）.

高橋信孝・丸茂晋吾・大岳望、生理活性天然物化学、東京大学出版会（1973）.

高橋正人・立木幸敏・河野俊彦、ドーピング、講談社（2000）.

高山一彦編訳、ジャンヌ・ダルク処刑裁判、現代思潮社（1971）.

武森重樹、ステロイドホルモン、共立出版（1998）.

Norman Taylor（難波恒雄・難波洋子訳）、世界を変えた薬用植物、創元社（1972）.

Pierre Deniker（松岡芳隆・松岡慶子訳）、向精神薬の話、白水社（1968）.

内藤裕史、中毒百科：事例・病態・治療、南江堂（2001）.

内藤裕史、健康食品・中毒百科、丸善（2007）.

長沢栄史監修、日本の毒きのこ、学習研究社（2003）.

中澤泰男、薬毒物と生体との相互作用、南山堂（1992）.

中島祥吉、薬の生い立ち：モルヒネからインターフェロンまで、薬事日報社（2006）.

長吉秀夫、大麻入門、幻冬舎（2009）.

日本化学会編、生物毒の世界、大日本図書（1992）.

浜六郎、コレステロールに薬はいらない！、角川書店（2006）.

Joshua Harold Burn（高木敬次郎・粕谷豊訳）、くすりと人間、岩波書店（1965）.

Lennard Bickel（中山善之訳）、ペニシリンに賭けた生涯：病理学者フローリーの闘い、佑学社（1976）.

平澤正夫、超薬アスピリン、平凡社（2001）.

藤井基之、危険ドラッグとの戦い、薬事日報社（2014）.

船山信次、アルカロイド：毒と薬の宝庫、共立出版（1998）.

船山信次、毒と薬の科学、朝倉書店（2007）.

船山信次、毒と薬の世界史、中央公論新社（2008）.

船山信次、at home 教授対談シリーズ（2008）. https://www.athome-academy.jp/archive/engineering_chemistry/0000001029_all.html

船山信次、アミノ酸：タンパク質と生命活動の化学、東京電機大学出版局（2009）.

船山信次、〈麻薬〉のすべて、講談社（2011）.

船山信次、毒草・薬草事典、SB クリエイティブ（2012）.

船山信次、毒の科学、ナツメ社（2013）.

船山信次、民間薬の科学、SB クリエイティブ（2015）.

船山信次、毒！生と死を惑乱、さくら舎（2016）.

船山信次、毒、PHP 研究所（2019）.

Brian Freemantle（新庄哲夫訳）、FIX：世界麻薬コネクション、新潮社（1985）.

古前恒監修、化学生態学への招待、三共出版（1996）.

Arthur Hailey（永井淳訳）、ストロング・メディスン、新潮社（1985）.

Claude Bernard（三浦岱栄訳）、実験医学序説、岩波書店（1970）.

Régine Pernoud（塚本哲也監修、遠藤ゆかり訳）、奇跡の少女ジャンヌ・ダルク、

創元社、(2002).

Gwyn Macfarlane（北村二朗訳）、奇跡の薬、平凡社（1990）.

松木明知、華岡青洲と麻沸散、真興交易医書出版部（2008）.

丸山敬、休み時間の薬理学　第2版、講談社（2015）

水島徹、創薬が危ない、講談社（2015）.

溝口敦、危険ドラッグ、KADOKAWA（2015）.

宮里勝政、タバコはなぜやめられないか、岩波書店（1993）.

宮里勝政、薬物依存、岩波書店（1999）.

宮田親平、ガン特効薬　魔法の弾丸への道、新潮社（1989）.

宮田親平、毒ガスと科学者、光人社（1991）.

宮田新平、毒ガス開発の父ハーバー、朝日新聞社（2007）.

Walter Modell・Alfred Lansing（宮木高明訳）、薬の話、タイムライフインターナショナル（1968）.

André Maurois（新庄嘉章・平岡篤頼訳）、フレミングの生涯、新潮社（1959）.

山下衛・古川久彦、きのこ中毒、共立出版、東京（1993）.

山本郁男、大麻の文化と科学、廣川書店（2001）.

山本郁男、マリファナは怖い、薬事日報社（2005）.

山本郁男、大麻、京都廣川書店（2012）.

横山泉、" 薬 " わが家の非常識、青春出版社（1992）.

René Vallery－Radot（桶谷繁雄訳）、パスツール伝、白水社（1961）.

K. Lindqvist・S. Sundling（森川定雄監訳）、局所麻酔薬の発展とともに、日本短波放送（1996）.

Selman A. Waksman（飯島衛訳）、微生物とともに、新評論社（1955）.

E. F. Anderson, Peyote: The Divine Cactus, The University of Arizona Press (1980).

J. Bruneton, Pharmacognosy: Phytochemistry, Medicinal Plants, Lavoisier (1995).

J. Bruneton, Toxic Plants, Lavoisier (1999).

B. W. Bycroft, Dictionary of Antibiotics and Related Substances, Chapman and Hall (1988).

W. A. Emboden, Narcotic Plants, Collier Books (1980).

S. Funayama and G. A. Cordll, Alkaloids: A Treasury of Poisons and Medicines, Academic Press (2015).

V. Kren, Ergot: The Genus Claviceps, Harwood Academic (1999).

Joel L. Phillips and Ronald D. Wynn, Cocaine: The Mystique and the Reality, Avon Books (1980).

Z. Řeháček and P. Sajdl, Ergot Alkaloids: Chemistry, Biological Effects, Biotechnology, Academia (1990).

R. E. Schultes and A. Hofmann, Plants of the Gods, McGraw−Hill (1979).

索引

著者紹介

船山 信次 薬剤師・薬学博士
　1975 年　東北大学薬学部卒業
　1980 年　東北大学大学院薬学研究科 博士後期課程修了
　現　在　日本薬科大学客員教授
　　　　　日本薬史学会副会長

NDC499　　219p　　21cm

絵でわかるシリーズ

絵でわかる薬のしくみ

2020 年 1 月 24 日　第 1 刷発行
2023 年 8 月 3 日　第 2 刷発行

著　者　船山信次
発行者　髙橋明男
発行所　株式会社 講談社
　　　　〒 112-8001　東京都文京区音羽 2-12-21
　　　　　販　売　(03) 5395-4415
　　　　　業　務　(03) 5395-3615

KODANSHA

編　集　株式会社 講談社サイエンティフィク
　　　　代表　堀越俊一
　　　　〒 162-0825　東京都新宿区神楽坂 2-14　ノービィビル
　　　　　編　集　(03) 3235-3701
本文データ制作　株式会社 エヌ・オフィス
印刷・製本　株式会社 ＫＰＳプロダクツ

講談社の自然科学書

絵でわかるシリーズ

※表示価格には消費税（10%）が加算されています。 「2023 年 8 月現在」

講談社サイエンティフィク　https://www.kspub.co.jp/